RICHTIG LEBEN, LÄNGER LEBEN

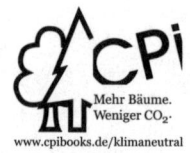

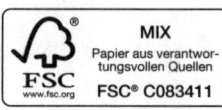

Univ. Prof. Dr. Heinz Ludwig:
Richtig leben, länger leben

Alle Rechte vorbehalten
© 2017 edition a, Wien
www.edition-a.at

Lektorat: Andreas Görg
Cover: JaeHee Lee
Gestaltung: Lucas Reisigl

Gesetzt in der Premiera
Gedruckt in Deutschland

1 2 3 4 5 — 20 19 18 17

ISBN 978-3-99001-228-4

Univ. Prof.
Dr. Heinz Ludwig

Richtig leben, länger leben

5 Dinge, die wir tun können,
um gesund zu bleiben

edition a

INHALT

7   DER FALL MARIA ALWARA

15 DER FALL ROBERT THUCH

21 EIN PLAN FÜR DAS LEBEN

33 LIEBEN

91 LACHEN

123 LERNEN

173 LAUFEN

189 LEICHTER ESSEN

221 ES LIEGT AN UNS

DER FALL MARIA ALWARA

Sie wirkte agil und ungeduldig wie schon bei ihrem ersten Besuch bei mir, eine zierliche, vierzig Jahre alte Frau. »Also«, sagte sie, während ich mit ihren Befunden in der Hand auf die Sitzgruppe meiner nahe der Wiener Votivkirche gelegenen Praxis wies. »Was hat die Biopsie ergeben?«

Ich hätte Maria Alwara nicht jünger geschätzt. Sie gehörte allerdings zu den Menschen, die sich mit vierzig ihre jugendliche Energie erhalten haben.

Sie hatte sich in einer Tür der U-Bahn eingeklemmt und die Schmerzen waren danach nicht vergangen. Ihr war eingefallen, dass sie auch davor schon Schmerzen gehabt hatte, die sie ignoriert hatte. Eine ungewöhnlich hartnäckige Grippe war da auch gewesen. Probleme hatten sie zuletzt stärker emotional belastet als sonst und sie war insgesamt labiler gewesen.

Maria Alwara litt an einem Mammakarzinom mit Knochenmetastasen, das stand mit den neuen Befunden fest. Dass ich in meinem Leben schon viele derartige Diagnosen überbracht habe, bedeutet nicht, dass es für mich zur Routine geworden ist.

Manche Patienten haben große Schwierigkeiten mit der Verarbeitung aller Eventualitäten einer gravierenden Diagnose und bevorzugen ein schrittweises Heranführen.

Daher fragte ich sie, wie genau sie ihre Situation besprechen wolle. Ich bot ihr auch an, manche Fragen im Laufe unserer nächsten Termine zu besprechen, um ihr Zeit zur Verarbeitung zu geben. Doch Maria Alwara hielt davon nichts,

auch nicht von Umschreibungen. »Ich will es wissen«, sagte sie. »Wie steht es um mich?«
»Ich fürchte, ich habe keine gute Nachricht für Sie«, sagte ich. Sie hatte offenbar schon damit gerechnet. Jedenfalls zeigte sie bis auf ein kurzes Flackern in ihren Augen keine unkontrollierte Regung.

Ich reichte ihr die Befunde und berichtete ihr das Ergebnis der Untersuchungen.

Sie betrachtete die Befunde, offenbar ohne sie zu lesen. Dabei wirkte sie nicht paralysiert, sie schien vielmehr einen konkreten Gedanken zu verfolgen. Schließlich hob sie den Kopf. »Wie lange habe ich noch?«, fragte sie.

Manche Patienten wollen das nicht wissen. Andere denken eine ganze Weile darüber nach, ob sie es wissen wollen oder nicht. Verständlich, denn wer zum Beispiel mit der Information umgehen muss, dass ihm nur noch geschätzte dreißig Monate zu leben bleiben, verliert leicht den Boden unter den Füßen.

Europäische Patienten können in dieser Situation immerhin noch mit mehr Rücksicht rechnen als amerikanische. In den USA bespricht der Arzt die Situation meist mit den Patienten und seinen engsten Angehörigen, indem er ein Tonband einschaltet und juristisch unanfechtbar formuliert. »Ihre mittlere Lebenserwartung beträgt dreißig Monate«, sagt er dann, dokumentiert es mit vorher sortierten Unterlagen und listet trocken die zur Verfügung stehenden Therapien, ihre Vorteile sowie die damit verbundenen Risiken auf. Mit gutem Grund, denn jedes falsch interpretierbare Wort kann ihm bei einem allfälligen Prozess zum Verhängnis werden.

Ich halte bei Krebsdiagnosen nicht viel von konkreten Angaben über die zu erwartende Überlebenszeit. Es sind Durchschnittswerte, die wenig über eine individuelle Situation aussagen. Patienten und Krankheitsverläufe sind immer unterschiedlich. Ich kann aufgrund der Befundkonstellation und der Situation des Patienten einigermaßen abschätzen, ob ein Krankheitsverlauf eher günstig oder eher ungünstig sein wird, aber das ist auch schon alles.

Ich betreue und begleite mehrere Patienten, die aufgrund des statistischen Mittelwerts längst nicht mehr am Leben sein dürften. Selbst Patienten mit schwer zu heilenden Krebsarten wie Bauchspeicheldrüsenkrebs haben noch jahrelang gelebt oder leben noch, obwohl deren geschätzte Lebenserwartung acht bis zwölf Monate beträgt.

Ungewöhnliche Krankheitsverläufe sind niemals auszuschließen, zumal die Medizin rasante Fortschritte macht. Wenn Patienten nicht fragen, nenne ich zum Thema Überlebenszeit deshalb auch keine konkreten Zahlen. Ich erzähle ihnen dann von Fällen, bei denen Menschen besonders gut mit ihrer Erkrankung umgegangen sind. Das macht Hoffnung, und die ist ein starker Antrieb. Wenn sie doch insistieren und eine Antwort auf die Frage haben wollen, zeichne ich eine Überlebenskurve, die zeigt, wie unterschiedlich der Verlauf sein kann. Sie zeigt, dass es einen Durchschnittswert gibt, dass aber manche Patienten sehr früh sterben und andere unerwartet lange überleben.

Doch Maria Alwara wollte nichts von einer Kurve wissen. Sie wollte unbedingt eine Zahl hören. Ich fragte zur Sicherheit noch einmal nach. »Sind Sie sicher? Überlegen Sie bitte noch einmal. Schlafen Sie vielleicht darüber.«

Sie schüttelte den Kopf. »Ich muss es wissen«, sagte sie. »Meine Tochter geht noch zur Schule und ich bin Alleinerzieherin. Ich muss wissen, was auf sie zukommt.«

Ihre Wangen waren jetzt gerötet. Das war das einzige Anzeichen dafür, dass sie sich gerade in einer Situation befand, die sich bestimmt kein Mensch wünscht. Sie war eine Kämpferin, so viel war klar, und wenn ein Patient oder eine Patientin Klarheit wollen, dann ist es meine Aufgabe als Arzt, sie zu schaffen.

»Die durchschnittliche Lebenserwartung beträgt bei Ihrer Erkrankung in diesem Stadium drei bis vier Jahre«, sagte ich. »Das ist wie gesagt nur ein Durchschnittswert. Es kann weniger sein, aber auch mehr. Durchschnittswerte sind eben nur Durchschnittswerte.«

Wir besprachen die zur Verfügung stehenden Therapien, ihre Vorteile und Nachteile und auch mögliche Nebenwirkungen. Laut histologischer Untersuchung war der Tumor hormonempfindlich, was bedeutete, dass Hormontherapie zum Einsatz kommen und auf eine mit stärkeren Nebenwirkungen verknüpfte Chemotherapie vorerst verzichtet werden konnte.

Maria Alwara hatte sich schon verabschiedet, als sie sich in der Tür meiner Praxis noch einmal umdrehte. »Meine Tochter ist jetzt zwölf«, sagte sie. »Sie hat noch sechs Jahre bis zum Schulabschluss. So lange muss ich durchhalten. Danach schafft sie es auch ohne mich.«

Ich nickte.

Sie sprach gut auf die Therapie an. Immer wieder betonte sie dabei, dass sie unter allen Umständen bis zum Schulabschluss ihrer Tochter durchhalten müsse. Ich wünschte es ihr und ihrer Tochter, und ich hielt es aus medizinischer Sicht für möglich. Sechs Jahre, das waren zwei bis drei Jahre mehr, als der statistische Durchschnittswert in ihrer Situation.

Die Zeit verging. Maria Alwaras Tochter, von der ich inzwischen wusste, dass sie Sophie hieß, war eine leidlich gute Schülerin. Ohne größere Probleme stieg sie in die Oberstufe des Gymnasiums auf, bestand beim Wechsel von der sechsten in die siebte Klasse eine Nachprüfung in Latein und erreichte schließlich die achte.

Etwa zu diesem Zeitpunkt hörte Maria Alwara auf, ihr Lebensziel zu postulieren. Ich bekam mit, dass Sophie den Abschluss auf Anhieb schaffte und danach mit ihrer Klasse nach Gran Canaria fuhr. Ich fragte mich, was dieses Ereignis in Maria Alwara auslöste, doch sie kam zunächst nicht darauf zu sprechen und ich fragte nicht nach.

Erst im Herbst des betreffenden Jahres redeten wir wieder darüber. Maria Alwara erzählte mir, dass Sophie an der Universität Wien Biologie und Umweltkunde sowie Philosophie als Unterrichtsfach studieren wolle. »Ich will noch ihre Sponsion erleben«, sagte sie. »Danach kann ich in Ruhe abtreten.«

Ich lächelte.

»Keine Sorge«, sagte sie. »Sophie wird keine Bummelstudentin sein. Sie ist in den vergangenen beiden Jahren sehr zielstrebig geworden.«

Das hat sie vielleicht von ihrer Mutter, dachte ich.

»Acht Semester«, sagte Maria Alwara. »Das wären dann noch einmal vier Jahre.«

Sie sagte das in scherzhaftem Ton, aber ich konnte in ihren Augen sehen, wie ernst es ihr damit war. Sie fragte mich erst gar nicht, ob ich das für möglich hielt. »Wie war das noch einmal mit den Durchschnittswerten?« Mit einem leisen Schmunzeln beantwortete sie sich diese Frage gleich selbst. »Durchschnittswerte sind nur Durchschnittswerte, richtig?«

Ich weiß nicht, ob Maria Alwara die Jahre zählte, ich tat es nicht. Eines Tages fand ich eine Einladung zu einer Sponsionsfeier in der Post. Sophie Alwara hatte ihr Studium in der Mindeststudienzeit abgeschlossen.

Ich ging zu der Feier und sah Sophie dort zum ersten Mal. Sie war eine junge, den Umständen entsprechend elegant gekleidete Frau, groß gewachsen, und an ihrer Seite hielt sich meist ein noch größer gewachsener junger Mann auf.

Maria Alwara trat neben mich, als ich die beiden gerade beobachtete. »Ein hübsches Paar, nicht wahr?«, sagte sie.

»Ja sehr, sieht nach einer ernsten Sache aus«, sagte ich.

Wir wechselten einen Blick. Ich ahnte, dass Maria Alwara ein neues Lebensziel gefunden hatte. Vermutlich wollte sie durchhalten, bis ihre Tochter verheiratet war. Wir lachten, weil uns klar war, dass wir beide gerade das Gleiche dachten.

»Es kann weniger sein als der Durchschnittswert, aber auch mehr«, sagte sie. »Das haben Sie mir damals bei der Diagnose gesagt. Was genau bedeutet das eigentlich?«

»Dass es viel weniger sein kann«, sagte ich, »aber auch viel mehr.«

Sie lächelte dankbar. Sie war gealtert seit damals, und ihre Krankheit und die Behandlungen hatten wohl einiges dazu beigetragen. Doch etwas von dieser Energie strahlte sie noch immer aus. »Nun, viel weniger geht ja inzwischen nicht mehr«, sagte sie. »Es kann nur noch viel mehr werden.«

Vor einigen Tagen fand ich eine Einladung zur Hochzeit von Sophie Alwara und Klaus Epstein in der Post. Ich werde auch diesmal dabei sein und hoffe, dass das junge Paar bald Nachwuchs haben wird. Dann wird sich Maria Alwara eine Menge neuer Lebensziele setzen können, geprägt von ihrer Liebe und dem starken Gefühl, gebraucht zu werden.

DER FALL ROBERT THUCH

Als ich Robert Thuch zum ersten Mal sah, war er braun gebrannt und elegant gekleidet. Erst auf den zweiten Blick bemerkte ich, dass er seine noch dichten Haare färbte. Thuch war 18 Jahre davor, mit 49, in die USA ausgewandert und hatte sich in Florida beruflich mit Immobilien beschäftigt, nachdem er dort schon zuvor von Wien aus Geschäfte gemacht hatte. Er schien dabei recht geschickt gewesen zu sein, machte auf mich allerdings den Eindruck, dass er immer eher in einen aufwendigen Lebenswandel als in die Altersvorsorge investiert hatte.

Thuch hatte ein gutes Leben geführt, so viel war sicher, ein beneidenswert freies und an vielen Tagen aufregendes, mit Freunden, die es machten wie er. So erzählte er es mir. Unversehens waren die Jahre vergangen, war seine Jugend vergangen, war der größte Teil seines Lebens vergangen. Wie das eben so ist. Jetzt hatte er ein Dickdarm-Karzinom mit Metastasen in der Leber.

Robert Thuch bereute nichts. Er hatte sein Leben so geführt, wie er es führen wollte, unabhängig, im Bewusstsein dessen, was er tat, und auch, worauf er verzichtete. Er war immer bereit gewesen, seine Entscheidungen klar, nüchtern und ohne Illusionen zu treffen. Das hatte er auch getan, nachdem ihn amerikanische Ärzte über seine Erkrankung informiert hatten. Er war aus den USA zurück in seine alte Heimat Wien gekommen, was viele Patienten, die diese Möglichkeit haben, in seiner Situation tun.

Dies aus pragmatischen Überlegungen. Thuchs amerikanische Krankenversicherung kostete rund 10.000 Dollar im Jahr. Zusätzlich musste er bei allen Behandlungen einen Selbstbehalt von zwanzig Prozent bezahlen. Die für eine Chemo-Immuntherapie nötigen Medikamente kosten etwa 100.000 Dollar im Jahr, womit er alleine damit auf 30.000 Dollar kam, die Kosten für den Aufenthalt im Krankenhaus, die notwendigen Untersuchungen und die Durchführung der Behandlungen noch gar nicht mitgerechnet. Für einen Selbständigen ohne große Rücklagen ist das eine unbehagliche Situation. Ich verstand jedenfalls Thuchs Entscheidung, vor dem amerikanischen Gesundheitssystem nach Wien zu flüchten, wo er nach wie vor sozialversichert war und sich wenigstens des Geldes wegen keine Sorgen machen musste.

Ich vermutete, dass ihn die amerikanischen Ärzte auf ihre nüchterne Art bereits über seine Überlebenschancen und seine Lebenserwartung informiert hatten. Beides war zwischen uns jedenfalls kein Thema und wir begannen umgehend mit der Behandlung. Dazu gehörte eine Chemo-Immuntherapie, die er in dreiwöchigen Intervallen erhielt, damit er zwischenzeitlich in die USA fliegen konnte. Doch die Behandlungen verloren relativ rasch ihre Wirksamkeit. Irgendwann entschied er sich, in Wien zu bleiben, da ihn langsam die Kräfte verließen und er eine Metastase in der Wirbelsäule entwickelt hatte, die nach anfänglich erfolgreicher Strahlenbehandlung wieder zu wachsen und zu schmerzen begann. Wir legten einen Katheter ins Rückenmark, um eine kontinuierliche Opioid-Therapie einzuleiten.

Nach einigen Wochen bat er mich um ein Wort unter vier Augen. »Ganz ehrlich«, sagte er. »Ich würde es gerne beenden.« Für ihn sei jeder weitere Tag nur eine weitere Belastung und es fehle ihm die Perspektive.

Thuch hatte sonst niemanden, mit dem er über diese Dinge sprechen und seine Ängste und Sorgen teilen konnte. Seine amerikanischen Freunde, so sie denn eng genug gewesen wären, kamen nicht zu ihm nach Europa, und wenn sie doch gekommen wären, hätten sie ihm nicht auf Dauer als treue Begleiter zur Seite stehen können. Ab und zu besuchten ihn alte österreichische Freunde, doch sein Kontakt zu ihnen war, soweit ich das mitbekam, abgekühlt.

Ich sagte ihm, das Stationsteam würde ihn aufgrund seiner charmanten Persönlichkeit besonders schätzen, und dass wir uns entsprechend unserem Credo wie bei allen anderen Patienten um das bestmögliche Ergebnis für ihn bemühen würden. Beides stimmte natürlich, doch als Motivation zum Weiterkämpfen war das dünn, das war auch mir klar. Er ließ es dabei bewenden, wohl eher aus Rücksicht auf mich als aus neuem Lebensmut.

Wenige Wochen später sprach er mich noch einmal darauf an. »Die Situation ist für mich extrem belastend, aber ich habe mich damit abgefunden«, sagte er, »ich will die Dinge bloß realistisch betrachten, das habe ich im Leben immer getan.« Trotz all der Schmerzmedikamente habe er dauernd Schmerzen. Außerdem leide er unter den Nebenwirkungen der Schmerztherapie, habe einen trockenen Mund, seine Verdauung funktioniere nur mehr mit einem starken Abführmittel, zudem habe er den Eindruck, dass die Morphintherapie sein Denkvermögen beeinträchtige. »Ich bin nicht mehr der, der ich war. Ich bin allein. Vor mir liegt nichts mehr, auf das ich mich freuen könnte, weder auf einen Besuch morgen, noch auf etwas in fernerer Zukunft, weil ich, so wie sich die Dinge entwickeln, keine fernere Zukunft mehr habe. Weiter zu leben macht für mich objektiv betrachtet keinen Sinn mehr, im Gegenteil. Es ist für mich zu einer schweren Bürde geworden.«

Es wäre Unfug gewesen, ihm neuerlich gut zuzureden. Meine einzige Hoffnung war, ihm mögen trotz aller Beschwerden noch Stunden bleiben, die für ihn wertvoll waren. Das sagte ich ihm. Allerdings war das nicht überzeugend genug, um seine Einstellung noch zu ändern. Doch ich hätte Robert Thuchs Wunsch nach einem vorzeitigen Ende nicht erfüllen können, selbst wenn ich es gewollt hätte. Die Gesetzgebung verhindert es.

Was das betrifft, leben wir in einer paradoxen Welt. Wir töten Ungeborene, die keine Möglichkeit haben, darüber mitzuentscheiden, und wir zwingen Menschen ohne Chance auf Besserung und ohne jede andere Perspektive, die bei klarem Verstand eine rationale Entscheidung für einen Abgang in Würde treffen wollen, weiter zu leiden.

Das Euthanasieverbot haben in Österreich wahrscheinlich Menschen, die nie die Verzweiflung und Aussichtslosigkeit solcher Patienten gesehen haben, als Gesetz festgeschrieben. In den Niederlanden und der Schweiz gehen die Menschen ehrlicher mit diesem Thema um. Sie lügen sich nicht selbst an. Sie erkennen an, dass es Leid gibt, das sich nicht lindern lässt, und Lebenssituationen, in denen es keine Zukunft gibt.

Alles, was wir für Robert Thuch tun konnten, war die sogenannte palliative Sedierung. Das führte dazu, dass er in seinen letzten Tagen keine Schmerzen mehr ertragen musste. Zuvor regelte er noch seinen Nachlass. Ein Notar besuchte ihn am Krankenbett. Ich weiß es nicht genau, aber ich vermute, dass er das Geld, das ihm geblieben war, einer karitativen Organisation hinterließ. Seinen Leichnam vermachte er der medizinischen Universität, damit Studenten daran für ihre Zukunft lernen konnten. Zuvor hatte er sich darüber informiert, dass alles, was danach noch von ihm bleiben würde, in ein von der Stadt Wien zu diesem Zweck gestiftetes Grab kommen würde.

Ich bewunderte ihn dafür, mit welcher Nüchternheit er dabei vorging. Das sagte ich ihm bei unserem letzten Gespräch.

Wir redeten auch über den Tod. Ich erzählte ihm von den zahlreichen gleichlautenden Berichten von Personen, die ein Nahtoderlebnis hatten. Dabei handelt es sich um Menschen, die zum Beispiel nach einem Kreislaufstillstand wiederbelebt werden konnten. Während die Betroffenen reanimiert werden, löst sich ihr Ich aus dem Körper und schwebt zum Beispiel über dem Herzalarmteam, das sich um den Körper kümmert. Die Personen erinnern sich an viele Details der Rettungsversuche und berichten fast unisono von einem nie zuvor erlebten Hochgefühl. Zwar kann kein Mensch beweisen, dass dies auch beim tatsächlichen Tod der Fall ist. Aber diese Personen haben den Eindruck, von einem strahlenden Licht

durch einen Tunnel in eine Welt des Heils und der Glückseligkeit gezogen zu werden.»Sollte dies der Realität entsprechen«, sagte ich,»dann sollten wir keinen weiteren Tag auf dieser Erde verschwenden, sondern dem gleißenden Licht ins Glück folgen.«
»Das klingt zwar phantastisch. Allein mir fehlt der Glaube«, antwortete er.»Es ist okay für mich, zu gehen. Hilfreich wäre allerdings, wenn es ein paar mehr Menschen gäbe, von denen ich mich jetzt verabschieden könnte. Aber dann wäre das hier vielleicht ohnedies alles anders gelaufen.«

EIN PLAN FÜR DAS LEBEN

Wenn mich Menschen als Onkologen, Krebsforscher und Hämatologen fragen, was sie tun können, um erst gar nicht krank zu werden, um gesund zu bleiben, fallen mir manchmal Maria Alwara und Robert Thuch ein. Ich weiß nicht, ob Maria Alwara ihre Erlebensziele auch ohne die Liebe und die Fürsorge für ihre Tochter erreicht hätte. Ob die Sache mit dem Krebs für Robert Thuch tatsächlich anders gelaufen wäre, hätte es in seinem Leben Freunde und Familienmitglieder gegeben, die zu ihm gestanden wären, ihn unterstützt und liebevoll umsorgt hätten, von denen er sich am Ende verabschieden hätte können, kann ich ebenfalls nicht mit Sicherheit behaupten. Dennoch stehen diese beiden Schicksale für eines der fünf Dinge, die ich allen nenne, die den Fortbestand ihrer Gesundheit selbst in die Hand nehmen und nach Kräften dazu beitragen wollen. Alwara und Thuch sind Beispiele für die Bedeutung unserer Integration in ein soziales Netzwerk, für den Wert enger menschlicher Beziehungen, für die Tragweite des Liebens ebenso wie des Wahrgenommen- und Geliebtwerdens. Unsere diesbezüglichen Erfahrungen können sich nicht nur heilsam auf unseren Geist und unsere Seele auswirken, sondern auch enormen Einfluss auf unseren Körper nehmen.

Gewöhnlich konsultieren mich Patienten erst dann, wenn sie erkrankt sind, und nicht zu einem Zeitpunkt, zu dem sie gesund sind und sie die Frage beschäftigen sollte, wie sie es bleiben können. Es liegt in der menschlichen Natur, dass wir uns wenig Gedanken über unsere Gesundheit machen, solange wir gesund sind. Die Gedanken an Krankheit schieben wir zur Seite und gehen erst zum Arzt, wenn wir Beschwerden haben. Was negative Konsequenzen haben kann, denn mit der richtigen Prävention ließen sich viele Erkrankungen verhindern, die, einmal ausgebrochen, schwer wieder rückgängig zu machen sind.

Dank der Thematisierung der Möglichkeiten der Vorsorgemedizin in Schulen, Medien, durch die nationalen Gesundheitsbehörden und die Ärzteschaft stellen sich immer mehr Menschen die Frage, wie sie gesund bleiben können. Das Verantwortungsbewusstsein für die eigene Gesundheit steigt langsam, aber doch. Dies ist erfreulich, hat allerdings einen problematischen Aspekt. Es steigt auch die Zahl der sich zum Teil widersprechenden und wissenschaftlich nicht abgesicherten Informationen, die vor allem von den Medien und via Internet in Umlauf gebracht und von der Bevölkerung bereitwillig aufgenommen werden. Wahrscheinlich wird das auch in absehbarer Zukunft so sein. Medien können entweder bewusst oder unbewusst Falsches propagieren, um ihre Auflagen, Zugriffszahlen und Einschaltquoten zu erhöhen. Aber wo steht geschrieben, dass dies so bleiben muss. Die Einforderung eines größeren Verantwortungsbewusstseins und die Verpflichtung zur sorgfältigen Recherche samt entsprechenden Konsequenzen bei Verfehlungen scheint mir kein überzogener Wunsch zu sein.

Gerade an mich als Onkologen wenden sich Menschen auch deshalb, weil sie aus den Angst machenden und oft kontroversen Informationen über Krebs eine steigende Bedrohung heraushören, daran zu erkranken.

Was so nicht stimmt. Das Risiko, an Krebs zu erkranken, ist innerhalb der einzelnen Altersgruppen relativ konstant geblieben. Allerdings steigt die Gesamtzahl an Krebserkrankungen wegen der steigenden Lebenserwartung, da Krebs eine Erkrankung des höheren Lebensalters ist und die Bevölkerung in unserer Gesellschaft insgesamt älter wird[1].

Manche Krebserkrankungen, wie Magenkrebs, werden in letzter Zeit viel seltener, während andere, wie Lungenkrebs, häufiger auftreten. Vermutlich hat die Abnahme der Häufigkeit von Magenkrebs mit der verbesserten Qualität der Lebensmittel zu tun. In der Nachkriegszeit war der Luxus, den sich unsere Wegwerfgesellschaft heute leistet, noch kaum denkbar. Viele Menschen aßen damals auch angeschimmeltes oder andersartig verdorbenes Brot, wenn es sein musste. Es war eben sonst nichts da. Auch andere Lebensmittel aßen sie verdorben, schon weil es noch keine Kühlschränke gab. Der Eismann brachte das Eis zum Kühlen in Blöcken und es gab noch längst kein Ablaufdatum auf den Verpackungen. Zum Glück hat sich seit damals viel verändert. Denn der Verzehr von schimmelnden und verdorbenen Lebensmitteln erhöht das Risiko, an Magenkrebs zu erkranken, enorm. Ebenso wie der damals übliche häufige Konsum gepökelten Fleisches.

Lungenkrebs dagegen ist häufiger geworden. Was daran liegt, dass Rauchen bei Frauen erst seit wenigen Jahrzehnten sozial ebenso akzeptiert ist wie bei Männern. Ich verstehe es, wenn zum Beispiel Menschen, die beträchtlichem Stress ausgesetzt sind, sich durch Rauchen Entlastung verschaffen. Denn neben den unzähligen negativen Effekten des Rauchens auf den Körper hat es auch positive. Es reduziert Stressempfinden, verstärkt die Herz-Kreislauf-Aktivität, macht munterer, hebt die Stimmung und fördert die Kommunikation. Wir müssten etwas erfinden, das dieselben positiven Effekte wie das Rauchen hat, ohne den Körper zu schädigen, denn der Zusammenhang zwischen Rauchen und erhöhtem Risiko für Lungenkrebs, aber auch für andere Krebsarten, ist durch die Krebsforschung der vergangenen Jahrzehnte ohne jeden Zweifel bewiesen.

Dennoch sterben viel weniger Menschen an Krebs als an Herz-Kreislauf-Erkrankungen, was auf das besonders häufige Auftreten von hohem Blutdruck, hohen Blutfetten und Übergewicht zurückzuführen ist. Ein weiterer Grund liegt in den Fortschritten in der Krebsbehandlung. Bei mehreren Krebsformen ist es gelungen, Krebs zu heilen oder von einer tödlichen in eine chronische Erkrankung umzuwandeln. Für die Zukunft sind weitere rasante Fortschritte zu erwarten, zu denen die Korrektur von Defekten in der Steuerzentrale von Krebszellen sowie Immuntherapie und Zelltherapie beitragen werden. Rasante Fortschritte wird auch die neue Qualität der Datenverarbeitung bringen, die unter dem Begriff Big-Data-Mining zusammengefasst werden kann.

Die Frage, was jeder Einzelne von uns tun kann, um sich gesund zu halten, bleibt trotzdem von überragender Bedeutung. Zwar gibt es bei allen Erkrankungen Faktoren, auf die wir keinen oder nur wenig Einfluss haben, wie etwa unsere genetische Ausstattung oder Umwelteinflüsse, auf die ich später noch eingehen werde. Doch es gibt auch Faktoren, die wir beeinflussen können. Wir haben einen Handlungsspielraum und wir tun gut daran, ihn zu nutzen. Es bedrückt mich manchmal, wie Menschen mangels besseren Wissens oder trotz besserem Wissen leichtfertig darauf verzichten.

Über diesen Spielraum nachzudenken, fing ich wegen der häufig von Patienten gestellten Frage an, was sie zusätzlich zum vorgeschlagenen Behandlungskonzept tun können. Dabei wurde mir klar, dass es tatsächlich verschiedene Dinge gibt, die sie tun können, um die medizinische Therapie zu unterstützen und damit ihre Prognose und ihre Lebensqualität zu verbessern. Damals fing ich an, mich für die wissenschaftlichen Grundlagen der verschiedenen im Raum stehenden Aktivitäten zu interessieren.

Ganz oben auf die Liste der sinnvollen Dinge schrieb ich schon damals das Wort »Lieben«. Inspiriert von Fällen wie jenen von Maria Alwara und Robert Thuch meine ich damit nicht nur die Liebe zwischen zwei Menschen, sondern den gesamten Bereich unserer zwischenmenschlichen Beziehungen und unserer sozialen Integration sowie unsere Liebe und Hingabe zu einer Aufgabe, einer beruflichen Tätigkeit oder einem Hobby.

Im Laufe der Zeit ist meine Liste der sinnvollen Aktivitäten gewachsen, ohne jedoch auszuufern. Denn im Grunde lässt sie sich auf fünf Elemente reduzieren, die ich sowohl meinen Patienten besonders ans Herz lege, jedoch auch gesunden Menschen als Lebensmaxime empfehle. Die Dinge, die Patienten tun können, um gesund zu werden oder zumindest ihre Prognose zu verbessern, sind die gleichen, die Gesunde tun können, um gesund zu bleiben.

Diese insgesamt fünf Dinge lassen sich aus vielen teils umfangreichen wissenschaftlichen Studien ableiten, die Ärzte auf der ganzen Welt durchgeführt haben. Deren Ergebnisse decken sich auch mit meinen Beobachtungen und Erkenntnissen. In diesen fünf Dingen spiegeln sich also sowohl der aktuelle Stand der Wissenschaft als auch meine persönlichen Erfahrungen bei der Behandlung von Patienten wider, aus denen ich seit Langem konsequent und kontinuierlich meine Schlüsse ziehe.

Ich habe mir schon immer die Frage gestellt, was uns zu dem macht, was wir sind. Wie groß ist die Bedeutung unseres genetischen Gerüstes, unserer Lebenserfahrungen und unseres Umfeldes?

Als ich studierte, galt die Immunologie als zukunftsträchtiges ärztliches Forschungsgebiet, heute vergleichbar mit der Molekularbiologie oder der modernen Genetik. Damals wollte ich mehr über die biologischen und biochemischen Grundlagen unserer körpereigenen Abwehr von Krankheitserregern wie Bakterien, Viren und Pilzen wissen. Ebenso galt mein besonderes Interesse den sogenannten Autoimmunerkrankungen, bei denen sich unser körpereigenes Abwehrsystem gegen Komponenten unseres Organismus' wendet. Wie funktioniert dieses System, dessen zentrale Aufgabe es ist, uns gesund zu halten, was stärkt es und was schwächt es?

Damals waren diese Grundlagen noch ein weites und kaum erforschtes Feld. Das kam meinen Ambitionen und meiner Neugier entgegen. Daher bewarb ich mich um eine Ausbildungsstelle am Wiener Institut für Immunologie, das Carl

Steffen, ein brillanter Mediziner und Wissenschaftler, erst kurz zuvor als erstes deutschsprachiges Institut dieser Art gegründet hatte.

Ich wurde aufgenommen. Nach Einarbeitung in die wissenschaftliche Methodik konnte ich sehr bald eigene Projekte bearbeiten. Drei Jahre später wollte ich meine klinische Ausbildung im Fach der inneren Medizin beginnen. Damals gab es zwei Universitätskliniken für innere Medizin, die miteinander konkurrierten, was durchaus sinnvoll sein kann, weil Wettbewerb stimulierend wirkt.

Zu dieser Zeit stellte sich die Frage, ob der Typ I Diabetes, also jene Form, die von Anfang an insulinabhängig ist, die Folge einer Virus-Infektion mit nachfolgender Autoimmunreaktion ist. Nachdem ich am Institut für Immunologie verschiedene, damals moderne Forschungstechniken erlernt hatte, war ich für beide Kliniken interessant, weshalb ich mir als damals erst 27-Jähriger aussuchen konnte, auf welche der beiden Kliniken ich gehen wollte.

Eine der beiden Kliniken befand sich im sogenannten neuen Teil des Wiener Allgemeinen Krankenhauses, dessen alter Teil unter Maria Theresias Sohn, Kaiser Josef II, erbaut worden war. »Wie viel Zeit brauchen Sie?«, fragte mich die Sekretärin von dessen Leiter Prof. Erwin Deutsch vor meinem Bewerbungsgespräch. »Fünf Minuten oder zehn?«

Was mich ziemlich irritierte. Bei dem Gespräch selbst gewann ich den Eindruck, dass die gesamte Klinik sehr effizient und professionell arbeitete. Das beeindruckte mich. Doch um einen Vergleich zu haben, bewarb ich mich auch in der zweiten medizinischen Klinik, die Prof. Karl Fellinger leitete. Der dortige Personalverantwortliche Prof. Rudolf Höfer empfing mich mit freundlichen Worten. Er erklärte mir sein Forschungsgebiet und kurz auch die Organisation der Klinik. Letztendlich widmete er mir eine halbe Stunde seiner Zeit.

Beide Kliniken waren vielversprechend. Meine Wahl traf ich bemerkenswerterweise nicht aufgrund der wissenschaftlichen Aktivitäten und klinischen Leistungen der jeweiligen Klinik, die ich gar nicht im Detail in Erfahrung brachte. Vielmehr, und ohne dieses Thema in jenen Tagen bis zu Ende durchgedacht zu haben, erschien mir das Zwischenmenschliche, um das es in diesem Buch noch ausführlich gehen wird, schon damals von großer Bedeutung zu sein. Deutsch mag der bessere Wissenschaftler gewesen sein, doch das Gespräch mit Höfer, das ich als freundlich, interessiert und angenehm empfunden habe, veranlasste mich, meine klinische Ausbildung an der Klinik Fellinger zu beginnen.

Das war der eigentliche Anfang meiner klinischen Laufbahn, in deren weiterer Folge ich mich auf die Onkologie und Hämatologie sowie Krebsforschung spezialisierte. Seitdem habe ich viele Patienten wie Maria Alwara und Robert Thuch mit Krebs und anderen schweren Erkrankungen begleiten, behandeln und unterstützen können. Ich habe erfahren, wie unterschiedlich Patienten mit der Diagnose Krebs und den damit verbundenen Belastungen umgehen, wie sie um die Wiedererlangung ihrer Gesundheit kämpfen und wie sie daraus geheilt hervorgehen, mit der Erkrankung als chronischer Begleiterin leben, oder den Kampf verlieren und an ihrer Krankheit versterben.

Auf meiner Empfehlungsliste für Patienten standen anfangs vier Dinge, bei denen ich dafür sorgte, dass sie der besseren Merkbarkeit wegen alle wie »Lieben« mit einem »L« anfingen. Dass sie alle auch noch genau gleich viele Buchstaben hatten, war indes Zufall.

Lieben
Lachen
Lernen
Laufen

Die Liste kam schon aufgrund ihres Sprachrhythmus gut an, verkürzte aber die dahinter stehenden Empfehlungen deutlich. Mit »Lieben« meine ich wie gesagt das gesamte Thema der sozialen Integration und die Leidenschaft für eine Aufgabe. Mit »Lachen« meine ich das Feld des Humors, der positiven Lebenseinstellung und der Zufriedenheit. Mit »Lernen« meine ich das bewusste Benutzen und Trainieren unserer kognitiven Fähigkeiten. Und mit »Laufen« körperliche Aktivität insgesamt.

Schließlich kam zu meinen vier L-Begriffen noch ein fünfter hinzu, von dem ich lange angenommen hatte, dass er ohnedies bereits ausreichend in den Köpfen der meisten Menschen verankert ist. Bis ich feststellte, dass es dabei besonders viele Missverständnisse gibt. Es geht um unsere Ernährungsgewohnheiten, und ich musste mich diesmal schon ein wenig anstrengen, um auch diesen Punkt in einen L-Begriff zu kleiden. Er heißt jetzt

Leichter essen.

Lieben, lachen, lernen, laufen und leichter essen also. Das sind die fünf Dinge, die wir tun können, um gesund zu bleiben. Sie sind fundamental menschlich, sie durchdringen unser gesamtes Leben und betreffen sowohl unsere körperliche als auch unsere geistige Gesundheit, wie ich in den folgenden Kapiteln zeigen werde.

Ich schreibe diese Kapitel dabei nicht etwa in der Absicht, einen Ratgeber zu schaffen, der jedem, der ihm blind folgt, ein gesundes Leben garantiert. Das geht schon deshalb nicht, weil unser Handlungsspielraum beim Versuch, gesund zu bleiben, wie gesagt begrenzt ist. Außerdem glaube ich, dass der Erfolg solcher Ratgeber ganz wesentlich von ihren Lesern abhängt, von deren Fähigkeit, die jeweiligen Empfehlungen tatsächlich in ihr tägliches Leben zu integrieren.

Ich habe mir selbst einmal einen solchen Ratgeber gekauft. »Don't say yes, if you want to say no« hieß er. (Sag nicht Ja, wenn du Nein sagen willst). Er war für Menschen wie mich gedacht, die Probleme damit haben, anderen einen Gefallen abzuschlagen. Zum Beispiel fällt es mir sehr schwer, eine Einladung zu einem Vortrag, die ich einmal angenommen habe, wieder abzusagen, selbst wenn etwas Wichtiges dazwischen gekommen ist.

Ich musste mit der Zeit lernen, meinen Eigennutz in Entscheidungen miteinzubeziehen, anstatt nur die Wünsche anderer zu erfüllen. Ich weiß nicht so recht, ob mir das inzwischen wirklich gelingt, und wenn ja, welche Rolle dieser Ratgeber dabei gespielt hat. Ich würde sagen, dass er mir immerhin die Probleme und entsprechende Lösungsmöglichkeiten bewusster gemacht hat. Sollte es mir mit diesem Buch ebenso gelingen, die Probleme und Lösungsmöglichkeiten in Sachen Gesundheit bewusster zu machen, bin ich für den Anfang schon zufrieden. Denn im Grunde stellen die fünf Dinge, die wir tun können, um gesund zu bleiben, einen Plan für ein erfülltes Leben dar. Einen Plan, den wir zum Teil vielleicht schon im Hinterkopf haben, und von dessen Umsetzung uns allzu oft unsere Gewohnheiten, unser gedankenloses Mitschwimmen mit dem Mainstream gesellschaftlicher Entwicklungen oder schlicht die uns inhärente Trägheit abhalten. Ein Plan aber auch, dem nur ein kleines Stückchen zu folgen, jedem von uns nur gut tun kann.

LIEBEN

Wer das kleine Dorf Roseto im US-Bundesstaat Pennsylvania ohne Kenntnis von dessen Geschichte besuchen würde, könnte vermutlich nicht verstehen, wie es, zumindest in den USA, jemals so bekannt werden konnte. Es erstreckt sich über gerade einmal 140 Hektar, hat rund 1.600 Einwohner, eine Polizeistation sowie eine kleine Kirche und besteht ansonsten vorwiegend aus bescheidenen Einfamilienhäusern.

Auch die Geschichte des Dorfes offenbart auf den ersten Blick noch nichts für amerikanische Verhältnisse Ungewöhnliches. Die Vorfahren der jetzigen Dorfbewohner flüchteten 1882 vor der Armut im süditalienischen Apulien in die USA. Eine ganze Dorfgemeinschaft trat gemeinsam die weite Reise an und fand, was sie gesucht hatte. In ihrer neuen, rund 120 Kilometer westlich von New York City gelegenen Heimat gab es mehr Möglichkeiten, den eigenen Unterhalt zu verdienen. Die Bewohner von Roseto konnten in den nahegelegenen Schieferbrüchen arbeiten und sich so Stück für Stück gemeinsam eine neue Zukunft aufbauen.

Bekannt wurden die Rosetaner unter anderem aus kulinarischen Gründen. Aus ihrer alten Heimat am Absatz des italienischen Stiefels hatten sie ihr traditionelles Lieblingsgericht mitgebracht. Es heißt »Scarpetti« und ist ausgesprochen deftig. Scarpetti sind in Schweineschmalz gebratene grüne Paprikaschoten, gereicht mit Brot und einer üppigen Schweineschmalzsauce. Ein Rezept, das in der von Armut geprägten Vergangenheit der Italiener ernährungswissenschaftlich betrachtet einer gewissen Logik folgte. Die Zutaten waren billig und lieferten viele Kalorien.

In den USA, wo sie sich jede Menge davon leisten konnten, fielen die Rosetaner mit ihren regelmäßigen üppigen Schlemmermahlzeiten auf, bei denen die Scarpetti weiterhin eine Hauptrolle spielten. Ich habe das Gericht selbst nie probiert, aber es erscheint mir nachvollziehbar, dass sie dabei weniger in den Fokus von Gourmets gerieten, als vielmehr in den der Sozialmedizin in Person des Wissenschaftlers John G. Bruhn.

Schon im Jahr 1961, als gesunde Ernährung noch längst kein so großes Thema wie heute war, stellten die Rosetaner den Mann vor ein Rätsel. Wie konnte es sein, dass sie dermaßen fettig aßen, dabei täglich eine alarmierend hohe Dosis Cholesterin zu sich nahmen und sich trotzdem bester Gesundheit erfreuten?

Die Anzahl an arteriosklerotischen Herzerkrankungen lag in der Gemeinde nur bei einem Drittel des amerikanischen Durchschnittes. Noch nie hatte ein Rosetaner unter 47 Jahren einen Herzinfarkt erlitten. Was unterschied die Rosetaner von den Bewohnern der umliegenden Dörfer?

Bruhn ging dieser Frage mit einem Forscherteam der Universität von Texas nach und entdeckte – nichts. Roseto unterschied sich tatsächlich in gar nichts wesentlich von den anderen Dörfern der Region. Sie lagen alle in der gleichen Landschaft, ihre Bewohner tranken alle das gleiche Wasser, verfügten über ein ähnliches Einkommensniveau und nutzten die gleiche Infrastruktur.

Die amerikanischen Gesundheitsbehörden wollten es dabei aber nicht bewenden lassen. Sie verlangten vom Untersuchungsteam eine tiefergehende Analyse. Immerhin war die Frage, warum ausgerechnet die Bewohner dieses Dorfes gesünder waren und länger lebten als Menschen, die im Umkreis zuhause waren, von beträchtlicher gesundheitspolitischer Relevanz.

Nach zahllosen Vergleichen, Untersuchungen und Befragungen konnten die Forscher schließlich ein Ergebnis vorlegen, das einigermaßen überraschend war. Die Rosetaner verdankten ihre Gesundheit ihrem engen sozialen Netz[2].

Niemand war in Roseto je alleine. Wenn jemand im Dorf ein Problem hatte, lösten es die Bewohner gemeinsam. Die Rosetaner lebten einfach ihre traditionelle Familienkultur aus Süditalien in den USA weiter. Sie sorgten für die Alten, bauten gemeinsam Häuser für die Jungen und schlichteten jeden Streit nach Möglichkeit im Sinne der Gemeinschaft.

Einen sozialen Konkurrenzkampf, wie er für uns selbstverständlich geworden ist, gab es in Roseto kaum. Wenn ein Rosetaner mehr verdiente als die anderen, musste er das nicht zur Schau stellen, um sich besser zu fühlen. Eher half er der Dorfgemeinschaft aus, wo er konnte.

Die 1600-Seelen Gemeinde war also nicht gesünder als ihre Nachbarn, weil sie über einen gegen Cholesterin wirkenden Zaubertrank verfügte, sondern weil dort alle zusammenhielten. Die gesamte Familie hat unter einem Dach gewohnt. Alle hatten einen festen Platz in der Gemeinschaft. Sie waren geborgen, aufgefangen in der Familie. Sie haben gemeinsam gescherzt und gelacht. Das ist ein hoher Wert, der in unserer modernen Gesellschaft weitgehend verloren gegangen ist. Das Besondere an Roseto war tatsächlich diese besondere Gesellschaftsstruktur, die nur in diesem Ort in dieser Form existierte. So lautete der Befund der Forscher in den 1960er-Jahren. Laut damaliger wissenschaftlicher Erkenntnislage war das die Ursache des sogenannten »Roseto-Effektes«.

Rund dreißig Jahre später bestätigte sich diese Einschätzung, wenn auch auf eher traurige Weise. 1992 veröffentlichte das American Journal of Public Health einen neuen Bericht über diesen Effekt[3]. Die Rosetaner hatten sich zu diesem Zeitpunkt angepasst. Sie hatten sich amerikanisiert. Ihre traditionelle süditalienische Familien- und Dorfkultur war zerfallen.

»Bei meinen ersten Besuchen habe ich nie ein Essen gesehen, bei dem nicht alle gewartet hätten, bis auch das letzte Familienmitglied am Tisch saß«, sagte der Sozialmediziner Bruhn. »Es war damals, als hätten die Leute jeden Tag etwas zu feiern. Davon ist nichts mehr zu sehen.«

Der Unterschied zwischen arm und reich war nun auch hier klar sichtbar. Roseto war eine typisch amerikanische Community geworden. Die Rosetaner achteten mehr auf sich und kümmerten sich weniger um ihre Familienmitglieder, Freunde und Nachbarn. Nur eine Generation lag zwischen der ersten und der zweiten Studie. Laut letzterer erreichte die Häufigkeit der Herzerkrankungen in Roseto das nationale Durchschnittsniveau.

Der Fall Roseto belegt eindrucksvoll, dass es einen Zusammenhang zwischen der sozialen Integration eines Individuums, sei es nun auf familiärer, freundschaftlicher oder kommunaler Ebene, und seiner Gesundheit und Lebenserwartung gibt. Das mag nach geheimnisvoller Esoterik klingen, doch dahinter verbirgt sich eine einfache und wissenschaftlich beweisbare Logik: Liebe im Sinne gesellschaftlicher Geborgenheit fördert die Gesundheit.

Bei allen Dingen, die ich hier unter dem L-Begriff »Lieben« zusammenfasse, geht es im Wesentlichen um etwas, für das die deutsche Sprache kein einzelnes Wort hat, das alle Aspekte abdeckt: Einerseits ist da der Aspekt der tiefen Ruhe, des Urvertrauens, der emotionalen Erdung, Zufriedenheit, Wohlbefinden, Stabilität und Harmonie gleichsam als Basis.

Andererseits umfasst die Liebe aber auch den Aspekt der Bewegung, Schwung ins Leben bringen, Faszination, Begeisterung, etwas, das uns emotional mitreißt, uns gefangen nimmt, in den Flow bringt.

Dann gibt es jenen Aspekt der Liebe, welcher mit den Begriffen Erfüllung und Sinnfindung beschrieben werden kann, der uns auf eine andere Bewusstseinsebene hebt, gleichsam schweben lässt.

Und zu guter Letzt gibt es auch jenen Aspekt des Liebens, der in einer Verbindung zu einem Gegenüber besteht, sei es ein anderer Mensch, ein Tier oder auch nur ein Hobby. Dieses Gegenüber lässt uns strahlen, unser Bestes geben, erfüllt uns mit Stolz, vermittelt Selbstbestätigung, ein Bild von dem, wer wir im Verhältnis zur Welt sind und sein möchten, weil wir in unserer Bestform in einen Austausch treten, nicht nur nehmen, sondern auch geben können, was uns Respekt und Anerkennung einbringt.

Dieser Aspekt von Liebe umfasst auch die innigste zwischenmenschliche Affektion, Leidenschaft für und Neugier auf einander, sich hingezogen fühlen zu einer Person, deren Nähe beinahe automatisch eine Stimmungsaufhellung und ein Aufblühen bewirkt, vom Miteinander-Pferde-stehlen-können bis hin zur sexuellen Stimulation, ein Gefühl von Zugehörigkeit, getragen von besonderer Wertschätzung, Geborgenheit und tiefem Verständnis. Dieser Aspekt gehört zu den schönsten Lebenserfahrungen, umso wertvoller, als solche Liebe nicht allen Menschen zuteil wird.

All diese Aspekte spielen zusammen wie die Saiten eines Instruments, versetzen unsere Emotionen in positive Schwingungen, womit wir heraustreten aus einer emotionalen Neutralität und Liebe ausstrahlen können.

Je mehr uns von diesen Aspekten im Leben fehlt, desto anfälliger sind wir für Stress und für ungesunde Verhaltensweisen, mit denen wir die fehlende Liebe kompensieren. Insbesondere übermäßige Nahrungsaufnahme wird hier leicht zum Problem, denn wir sind es von klein auf gewohnt, uns mit Essen ein kurzfristiges Wohlbefinden zu erkaufen. Statt von Luft und Liebe zu leben, greifen wir zu Schokolade und Kuchen. Wenn dann noch Stress dazukommt, ist die gesundheitlich negative Entwicklung vorprogrammiert. Stresshormone erhöhen die Ausschüttung von Insulin. Insulin transportiert Zucker in die Zellen, wo er entweder in Energie umgewandelt oder gespeichert wird. Wenn wir die Energie nicht für etwas brauchen, wofür wir lichterloh brennen, drohen Übergewicht, wodurch wir uns tendenziell noch weniger liebenswert fühlen, noch mehr Kuchen, Durchblutungsstörungen und in weiterer Folge Diabetes.

Die Liebe in all ihren Facetten kann hingegen eine gesundheitlich positive Entwicklung antreiben, indem sie Stress reduziert, unseren Blutdruck senkt und mehr Energie verbraucht, ohne dass wir gleichzeitig dazu getrieben werden, mit Nahrung mehr als nur unseren Hunger zu stillen. Darin besteht die Macht der Liebe über unseren Körper.

Wir haben einigermaßen verstanden, dass das Rauchen, unser Essverhalten sowie das Ausmaß unserer körperlichen Aktivität Einfluss auf unsere Gesundheit haben. Doch trotz der eben beschriebenen leicht verständlichen Zusammenhänge denken wir viel zu wenig daran, dass auch die Qualität unserer Liebesbeziehungen, unserer familiären Verhältnisse, unserer Freundschaften und unseres Gefühls von Sicherheit und Geborgenheit in unserer Gesellschaft auf unsere Gesundheit wirkt.

Dabei wird das Bild, das sich den Forschern in diesem Bereich zeigt, von Jahr zu Jahr deutlicher. Dem Zusammenhang zwischen sozialer Isolation und kardiovaskulären, also das Herz und das Gefäßsystem betreffenden Erkrankungen, gingen Forscher unter anderem in der Studie »Social Isolation and Stress-related Cardiovascular, Lipid, and Cortisol Responses« nach[4].

Sie stellten fest, dass sozial isolierte Männer und Frauen auf eine Therapie zur Senkung des Blutdruckes schlechter ansprechen. Gleichzeitig belegten sie, dass sich soziale Isolation bei Männern ungünstig auf ihren Cholesterin-Spiegel auswirkt und zu höheren Werten führt.

Ein australisch-amerikanisches Wissenschaftlerteam zeigte mit Hirnscannern, dass wir bei der Abweisung durch andere sozialen Schmerz fühlen[5]. Bei dieser Art von Schmerz reagiert genau die gleiche Region der Großhirnrinde wie bei körperlichem Schmerz. Zudem zeigte das Team, dass soziale Isolation die kognitive Leistungsfähigkeit schwächen kann. Wenn wir uns einsam fühlen, können wir uns nicht so gut konzentrieren und suchen weniger ambitioniert und erfolgreich nach Lösungen für unsere Probleme.

Die Forscher Julianne Holt-Lunstad, Timothy B. Baker, Tyler Harris und David Stephenson wiederum belegten den Roseto-Effekt mit ihrer Studie »Loneliness and Social Isolation as Risk Factors for Mortality«[6]. Sie zeigten darin unter anderem, dass die Gesundheit sozial isolierter Menschen bereits gefährdet ist, bevor es zu einer erkennbaren Beeinträchtigung ihres Herz-Kreislauf- und Immunsystems gekommen ist. Laut dieser Studie sind solche Menschen schlicht anfälliger für den Konsum von Nikotin und Alkohol, sowie für Bewegungsmangel und schlechten Schlaf. Die Autoren schlussfolgerten plakativ, dass Einsamkeit genauso schädlich ist, wie 15 Zigaretten am Tag.

Die Folgen des Gefühls, ungeliebt oder gar ausgeschlossen zu sein, können weit über die mögliche Schwächung unseres Herz-Kreislauf- und unseres Immunsystems hinausgehen. Denn in dieser Situation kann unser Körper eine Art organischen Blitzableiter einrichten. Er tut das einfach deshalb, weil körperlicher Schmerz leichter zu ertragen ist als seelischer. Dann leiden wir an einer körperlichen Krankheit, die seelische Ursachen hat.

Eine tiefgreifende Kränkung zum Beispiel kann zu einer sogenannten Konversionsneurose führen, bei der ohne physische Ursachen körperliche Krankheitssymptome auftreten. Das können dann Magenbeschwerden, Herz- oder Halsschmerzen sein. Die Kränkung anzusprechen, zu sagen: »Ich bin gekränkt«, kann Luft machen und ein wenig Erleichterung verschaffen. Das kann schon helfen. Doch ist es in unserer modernen Erfolgsgesellschaft nicht immer einfach, zuzugeben, dass wir getroffen sind. Wenn uns zum Beispiel ein böswilliger Arbeitskollege kränkt, geben wir das dann so einfach zu? Eher nicht. Eher lassen wir uns nichts anmerken, denn alles andere würden wir, und wohl auch der betreffende Kollege, als Eingeständnis von Schwäche und Anerkennung von dessen Überlegenheit deuten.

Ein wohlwollender und zur Empathie fähiger Partner, Verwandter oder Freund, mit dem wir offen über eine solche Kränkung sprechen und dem wir unsere Gefühle zeigen können, würde da Abhilfe schaffen. Nur ist leider ein so verständnisvoller Partner schwerer zu finden als ein Arzt, der uns ein Medikament gegen unsere Magenbeschwerden, Herz- oder Halsschmerzen verschreibt.

Die Auswirkungen unseres emotionalen Wohlbefindens sind von größter Relevanz und stellen einen wichtigen Bereich der medizinischen Forschung dar. Die Übersetzung von psychischen in körperliche Symptome erfolgt oft deshalb, weil es wie schon gesagt leichter ist, einen körperlichen Schmerz zu ertragen als einen psychischen. Reflexion über das eigene Leben und Verhalten kann weit unangenehmere Wirkungen haben als körperliches Unwohlsein. Daher sind die Effekte der Psyche auf unseren Körper ernst zu nehmen und stellen ein wichtiges Gebiet für die medizinische Forschung dar.

Psychische Befindlichkeitsstörungen formelhaft zur Erklärung jeglicher körperlicher Erkrankung heranzuziehen, ist jedoch verfehlt. Viele Krankheiten ließen sich nur allzu leicht, jedoch fälschlich auf psychosomatische Effekte zurückführen. So müssen selbst die Magenschmerzen einer berufstätigen und alleinerziehenden Mutter nicht zwangsläufig von dem Stress herrühren, unter dem sie steht.

Wie schwierig hier die Ursachenforschung ist, mögen folgende Beispiele zeigen:

Helicobacter pylori, ein Bakterium, das eine chronische Entzündung des Magens verursacht, wurde erst 1983 von zwei Australiern, die später den Nobelpreis bekommen haben, entdeckt[7]. Helicobacter pylori kann ausschließlich für Magenbeschwerden verantwortlich sein oder im Zusammenspiel mit psychischen Irritationen. Magenbeschwerden können aber auch allein durch psychische Auslöser bedingt sein.

Wenn ein geliebtes Haustier stirbt, kann das schmerzlich sein. Dennoch ist nicht ein Jahr später jeder Herzschmerz auf diesen Verlust zurückführbar. Denn Herzschmerz kann, und das weit häufiger, auch Folge einer krankheitsbedingten Gefäßverengung sein.

Bei manchen Menschen kommt es zu einem Krampf der Herzkranzgefäße, der zu einer vorübergehenden Minderdurchblutung und Sauerstoffarmut des Herzmuskels führen kann. Bei Auftreten eines solchen Gefäßkrampfes, der meist nur wenige Minuten andauert, kommt es zu massiven Herzschmerzen, die nach Beendigung der Gefäßverengung wieder abklingen. Wenn solche Patienten außerhalb einer solchen Episode untersucht werden, erscheinen ihre Herzkranzgefäße normal. Dies erweckt den Eindruck, als sei hier auf der organischen Seite alles in Ordnung, woraus dann der Schluss gezogen wird, die Patienten leiden unter psychischen Beschwerden, nämlich einer sogenannten Herzneurose.

Ein solches Reaktionsmuster entspricht einem Stereotyp mancher ärztlicher Diagnosen. Wenn ich als Arzt mit meinen bescheidenen Mitteln und Kenntnissen nicht sofort eine körperliche Ursache festmachen kann, dann muss die Erkrankung wohl psychisch bedingt sein. Gott sei Dank kann sich solche Ignoranz in unserer wissensbasierten Welt zunehmend schlechter behaupten. Dennoch werden mit derartig blinden Stigmatisierungen nach wie vor Patienten zu Unrecht als psychisch krank abgeschrieben und ihnen verfügbare Behandlungen vorenthalten. Für solche Situationen gibt es kein Geheimrezept. Allerdings helfen hier ein möglichst umfassendes medizinisches Wissen einerseits und andererseits die Offenheit und der Wille, Dinge zu hinterfragen, statt sich mittels vorschneller Lösungen in falscher Sicherheit zu wiegen.

Mitmenschlichkeit im Gesundheitswesen

Der Zusammenhang zwischen sozialer Integration und Umweltfaktoren sowie den von ihnen ausgehenden Effekten für unsere Gesundheit lässt sich anhand eines Beispiels aus der Pflanzenwelt plastisch darstellen: Eine Rose, die an einem sonnigen Platz steht und die ein Gärtner fürsorglich pflegt, wird immer wieder aufblühen. Wo nur Schatten herrscht und der Rose nur Wind und Regen entgegenschlagen, wird sie verwelken. Das ist ein einfaches, aber allgemeingültiges Naturgesetz, das für Pflanzen genauso gilt wie für Tiere oder Menschen. Wir Menschen sind weit komplexere Organismen als eine Rose, aber deswegen sind wir nicht weniger abhängig von Fürsorge und wärmender Sonne, im wörtlichen ebenso wie im übertragenen Sinn.

Schließlich ist die wohltuende Wirkung von sozialen Kontakten auf uns auch von der Evolution bestimmt. Denn die Evolution belohnt Fähigkeiten und Verhaltensweisen, die uns und damit dem Fortbestand unserer Spezies dienlich sind. Dies trifft auch auf die sozialen Bindungen zwischen den einzelnen Mitgliedern der Spezies Homo Sapiens zu. Deren Überleben war hunderttausende Jahre lang nur innerhalb einer funktionierenden Gemeinschaft möglich. In der Wildnis hat die Gruppe extreme Vorteile gegenüber dem Einzelnen. Ohne Unterstützung durch seine Artgenossen hat es der Mensch wesentlich schwerer, sich genügend Nahrung durch Jagd oder später auch durch Ackerbau zu verschaffen. Gleiches gilt bezüglich der Verteidigung und Durchsetzung gegen natürliche

Feinde. Deswegen reagiert unser Organismus auf Einsamkeit nach wie vor mit Stress und leichtem Schlaf, auf soziale Integration hingegen mit dem Ruhe- und Sicherheitsmodus und allen seinen positiven Folgen.

In meiner früheren Funktion als Leiter einer klinischen Abteilung war mir wichtig, es Patienten zu ermöglichen, mit ihren Partnern, Familienangehörigen und Freunden zusammenzutreffen. Deshalb habe ich die meines Erachtens überholte strikte Besuchszeitenregelung abgeschafft. Ich war schon davor der Meinung gewesen, dass Menschen, die das Gesundheitssystem mitfinanzieren, jederzeit die Möglichkeit haben sollten, einen Angehörigen im Krankenhaus zu besuchen. Nur selten gibt es Situationen, in denen Besuche wirklich nicht möglich sind. Selbst wenn gerade Ärzte auf Visite durch die Abteilung gehen, ist das kein Hindernis, denn so eine Visite ist nach einiger Zeit wieder vorbei. Außerdem kann es hilfreich sein, von den Angehörigen der Patienten noch zusätzliche Informationen einzuholen.

Unser gesamtes Gesundheitssystem sollte die Bedürfnisse der Patienten und nicht jene der Organisation in den Vordergrund stellen. Demgemäß sollte den sozialen Bedürfnissen, insbesondere jenen nach Kontakt zu Partnern und Angehörigen, Rechnung getragen werden, zumal dies einen unterstützenden Faktor bei jeder Therapie darstellt. Dies wird immer mehr Menschen bewusst. Eine lückenlose Umsetzung dieser sinnvollen und leicht machbaren Neuerung wird allerdings aufgrund der Trägheit des Systems wohl noch auf sich warten lassen.

Zufriedene Einzelgänger

Das Bedürfnis nach sozialer Integration und damit nach Vernetzung mit anderen ist individuell stark unterschiedlich ausgeprägt. Auch das sei an dieser Stelle gesagt. Manche Menschen können besser mit dem Alleinsein umgehen. Sie haben, oft unbewusst, eine wirksame Bewältigungsstrategie für einsame Zeiten. Die Mehrzahl der Menschen jedoch hat ein starkes Bedürfnis nach engeren kontinuierlichen Bindungen.

Doch selbst diejenigen, die vergleichsweise gut alleine zurechtkommen, benötigen soziale Anbindung in ihrem Leben. Auch für sie kann in schwierigen Zeiten ein hilfreiches und wertschätzendes Netzwerk eine wichtige Unterstützung darstellen. Natürlich mag es Ausnahmen geben. Normalerweise jedoch bleibt langandauernde soziale Isolation nicht ohne psychische und schließlich auch physische Folgen.

Außerdem gibt es so manchen augenscheinlichen Einzelgänger, der die Bequemlichkeit des Alleinbleibens gegenüber der Herausforderung der Beschäftigung mit einem Partner vorzieht. Alleinbleiben stellt auch einen Schutz gegen Verletzungen dar, die im Kontakt mit anderen Menschen unweigerlich auch entstehen. Solchen Menschen hilft der Hinweis auf die oben beschriebenen Zusammenhänge wenig. Vielmehr benötigen sie empathische Unterstützung und Stärkung ihres Selbstvertrauens, um ihnen emotionale Nähe zu anderen Menschen zu erleichtern. Ich spreche mit solchen Menschen gerne ausführlich darüber, weil es meines Erachtens für sie besonders wichtig ist. Vielleicht wären sie von ihrer Anlage her sogar sehr gesellig, würden in Gemeinschaft richtig aufblühen, schaffen es jedoch nicht, ihre selbsterrichteten Barrieren zu überwinden.

Im Zusammenhang mit diesen Überlegungen erscheinen mir die folgenden vier Punkte hilfreich.

ERSTENS. *Es ist leichter, als Sie denken.* Es ist schon viel damit gewonnen, wenn wir anderen Menschen manchmal kleine Freuden bereiten und ihren Leistungen mit Wertschätzung begegnen. Denn die positive Stimmung, die wir ausstrahlen, kommt in der Regel als positive Reaktion zu uns zurück.

Allerdings fällt es in unserer Gesellschaft vielen Menschen schwer, andere zu loben oder zu stärken, weil sie dadurch andere erhöhen und Sorge haben, dass sie selbst zu kurz kommen. Je gefestigter ein Mensch ist, desto leichter fällt es ihm normalerweise, anderen Wertschätzung entgegenzubringen. Menschen, die sich im Grunde schwach fühlen, neigen hingegen nicht selten dazu, ihr eigenes Selbstwertgefühl zu erhöhen, indem sie andere durch Kritik hinunterziehen. Ist dieses Verhaltensmuster einmal erkannt, dieser Mechanismus bewusst geworden, so kann eine Änderung stattfinden. Der freizügige Ausdruck von ehrlicher Wertschätzung im eigenen Lebensumfeld kann jedenfalls zu einer deutlichen Steigerung der eigenen Lebenszufriedenheit führen. Eine freundliche Bemerkung pro Tag ist ein Anfang. Das lässt sich üben.

ZWEITENS. *Es gibt eine Möglichkeit, bei der Sie sich nicht allzu weit aus der Deckung wagen müssen.* Diese Möglichkeit bietet uns die Unterstützung von Bedürftigen. Wenn wir Hilfestellungen für andere organisieren oder uns daran beteiligen, entsteht ein Nutzen auf beiden Seiten, sowohl bei denen, die Unterstützung brauchen, als auch bei den Unterstützern. Sofern also Unterstützungsbereitschaft auf ein echtes Bedürfnis trifft, wird durch den Akt der Unterstützung das Lebensgefühl auf beiden Seiten verbessert. Geben und Nehmen ergänzen sich und erzeugen ein Gefühl der sozialen Verbundenheit. Wohlgemerkt muss die Unterstützung willkommen sein. Wer Hilfe aufdrängt, erzeugt womöglich eine Abwehrreaktion oder ein Gefühl von Ohnmacht und Demütigung bei denen, die gar nicht bedürftig erscheinen wollten. Daher erfordert echte Nächstenliebe auch sehr viel Sensitivität beim Einsatz der eigenen Stärken insbesondere gegenüber jenen, die wir als weniger stark einschätzen.

DRITTENS. *Soziale Integration können Sie auch über Teilnahme generieren.* Bei diesem Punkt denke ich an eine liebe Bekannte, die in einem Kirchenchor singt. Die große Bedeutung, die sie dem Chor beimisst, ist nicht für jedermann unmittelbar einsichtig. Es geht ihr dabei nicht so sehr um Spiritualität, sondern um das gemeinsame Singen, das auf intensive Weise einen Teil ihrer Bedürfnisse nach sozialer Integration befriedigt. Als Teil des Chors schafft sie einen Wert, der über die musikalische Gestaltung und die Umrahmung der Messe hinausgeht. Für sie ist das ein so wichtiger Bestandteil ihres Lebens geworden, dass sie die Teilnahme am Chor über andere soziale Angelegenheiten, selbst über ihren Urlaub stellt. Ihr Mann jammert jedes Mal, weil er lieber noch am Meer bleiben möchte, aber ihr ist die Teilnahme so wichtig, dass sie unbedingt zurück zu ihrem Chor fliegen muss, um bei den jährlichen Osterkonzerten dabei sein zu können. In diesem Punkt kennt sie keine Kompromisse.

VIERTENS. *Bemühen Sie sich um die Beziehungen, die Ihnen gut tun.* Sie sind nicht selbstverständlich. Wenn wir Beziehungen schlecht führen oder verkommen lassen, dann kann das negative Rückwirkungen auf unser geistiges und körperliches Wohlbefinden haben. Besonders evident wird dies dann, wenn unser Leben zu Ende geht. Die Charakterisierung als arm, einsam und alt suggeriert, dass der betreffende alte Mensch unverschuldet in diese Situation geraten ist. Das stimmt aber nicht zwangsläufig. Zwar steigt das Risiko der unverschuldeten Vereinsamung im Alter durch das Wegsterben von Freunden und Verwandten sowie deshalb, weil es uns im Alter immer schwerer fällt, neue Kontakte zu schließen. Doch oft genug habe ich erlebt, dass es einen Grund hatte, wenn Kinder ihre Eltern am Sterbebett alleine gelassen haben. Zum Beispiel, wenn die Eltern ihre Kinder in jungen Jahren ihrerseits im Stich gelassen, psychisch oder sogar physisch misshandelt haben.

Dazu fällt mir ein Patient an unserer Klinik ein. Sein Gesundheitszustand hätte es eigentlich zugelassen, jeden Tag zur Therapie in die Tagesklinik zu kommen. Allerdings mussten wir ihn stationär aufnehmen. Denn bei ihm gab es außer dem Klinikteam niemanden, der für ihn da gewesen wäre. Er bat mich, seinen Sohn zu kontaktieren, woraus ich schloss, dass das Verhältnis zwischen den Beiden zerrüttet war. Die Antwort des Sohnes fiel aus, wie erwartet. »Ich fahre morgen in den Urlaub«, sagte er. »Tut mir leid, dass ich nicht helfen kann.« Als ich meinem Patienten die Nachricht überbrachte und mit ihm darüber sprach, stellte sich heraus, dass der Sohn nur zurückgab, was er von seinem Vater bekommen hatte. Auch der war nie für ihn da gewesen. Und sein Bedauern darüber kam zu spät.

Solche Menschen haben dann manchmal nicht nur einen schwierigen Lebensabend, sie können am Ende auch noch besondere Schwierigkeiten dabei haben, loszulassen, bevor Unaufgearbeitetes und Belastendes ausgesprochen oder geregelt wurde. Das ist übrigens das Positive an einer längeren Sterbephase. Sie ermöglicht und legt es uns nahe, Versäumtes nachzuholen und aufzuarbeiten, was noch ansteht. Es ist schon schwer genug, allein zu sein, wenn wir gehen. Aber es ist noch schwerer, wenn wir dabei emotionale Baustellen hinterlassen müssen.

Manchmal ist uns gar nicht bewusst, dass es diese emotionalen Baustellen gibt. Mir fällt dazu ein Patient ein, der an Dickdarmkrebs in fortgeschrittenem Stadium litt, als ich ihn kennenlernte. Er musste immer wieder für ein paar Tage zu uns ins Spital und bei jedem seiner Aufenthalte besuchte ihn seine Frau. Stets kam sie pünktlich um 14 Uhr und setzte sich an sein Bett, um ihm angesichts seines nahenden Todes beizustehen.

Bei einer meiner Visiten war ich noch da, als seine Frau hereinkam. Ich wollte mich zurückziehen, damit die Beiden ungestört waren. Deshalb beendete ich die Visite mit der abschließenden Frage, ob es noch etwas gäbe, das er mit mir besprechen wolle. Da schweifte sein Blick ab. Die geballte Faust presste er sich auf den Mund. Sein Gesicht verzerrte sich und er konnte die Tränen kaum noch unterdrücken. Es brach so richtig aus ihm heraus. »Es geht mir so schlecht, Herr Doktor«, sagte er. »Das Einzige, das ich in meinem Leben noch habe, ist mein Hund.« Ich sah zu seiner Frau und versuchte, mir meine Erschütterung nicht anmerken zu lassen. Sie schwieg und wandte ihren Blick ab. Ich wusste im ersten Moment nicht, wie ich reagieren sollte. Nachdem mir dieses Erlebnis keine Ruhe ließ, habe ich den Patienten bei einer Gelegenheit auf das Verhältnis zu seiner Frau angesprochen und auch anklingen lassen, dass sie seine Aussage bezüglich des Hundes möglicherweise als Herabsetzung empfunden hat und ob er das wirklich so sagen wollte. Worauf der Mann antwortete, das sei ihm gar nicht bewusst gewesen, weil seine Frau den Hund doch auch liebe. Dennoch bedankte er sich dafür, dass ich ihn darauf hingewiesen hatte.

Bei seinem nächsten Spitalsaufenthalt drei Wochen später hat mich der Patient darauf angesprochen. Er hatte unser Gespräch zum Anlass genommen, seine Frau zu fragen, wie sie seine Aussage verstanden habe. Er war überrascht zu hören, dass sie tatsächlich gekränkt war, und noch mehr erschrocken, als er im Zuge dieses Gespräches von ihr darauf hingewiesen wurde, wie oft er sie schon mit solch unbedachten Äußerungen zutiefst getroffen hatte. So als wäre sie nichts in seinem Leben. Er erzählte mir, dass sie an diesem Abend lange zusammengesessen waren und viel gelacht und geweint hatten, weil sie über die schönen Seiten ihres gemeinsamen Lebens gesprochen und einander zum ersten Mal in all den Jahren ihrer Beziehung erklärt hatten, was sie sich bedeuten. An einem einzigen Abend hat er viel vom Schaden wieder gutgemacht, den er über die Jahre angerichtet hat. Ich habe seine Frau noch ein paarmal an seinem Bett sitzen gesehen. Und jedes Mal war es dieselbe Szene. Mit leuchtenden Augen saßen die Beiden da und sie zeigte ihm die neuesten Fotos, die sie von ihrem Hund gemacht hatte.

Der ungesunde Egoismus

Manche gesellschaftlichen Entwicklungen stehen unserem natürlichen Bedürfnis nach gesund erhaltenden, stärkenden und heilenden Sozialkontakten im Weg. So betraf der Zerfall traditioneller familiärer und kommunaler Strukturen nicht nur die Bewohner des Dorfes Roseto. Schon seit Beginn der Industrialisierung vor rund 150 Jahren kommen uns durch die zunehmende Individualisierung Regeln des Zusammenlebens abhanden, die in früheren Zeiten natürlich gewachsen und unseren sozialen Bedürfnissen entgegengekommen sind.

Eine bedeutende Rolle spielt dabei die Urbanisierung des Lebens. Die Flucht vom Land, wo solche Regeln eher Bestand haben können, in die anonymeren Städte ist so groß wie nie.

In der Stadt versprechen wir uns Chancen, die wir auf dem Land nicht haben. Das eng aneinandergedrängte Leben in den Städten fördert aber paradoxerweise nicht den Zusammenhalt innerhalb der Familie oder zwischen den Städtern. Vielmehr steigen mit der großen Zahl an Menschen tendenziell Entfremdung, Abgrenzung und Vereinsamung. Die große Zahl von Menschen, denen Städter auf engem Raum begegnen, scheint gegen das Interesse an ihnen zu immunisieren und eher Abwehrreflexe als Gemeinschaftsdenken auszulösen.

Die Kinder bewegen sich in Städten weniger und bleiben kürzer im elterlichen Umfeld. Sie besuchen früher Kindergärten und ziehen, wenn sie können, früher aus. Geschwister verlieren einander im Streben nach beruflichem Erfolg leichter aus den Augen. Die Pflege verwandtschaftlicher Kontakte wird, wenn überhaupt, auf ein mehr oder weniger attraktives Ereignis an Feiertagen reduziert, das während der Osterfeiertage mit Städte- und während der Weihnachtsfeiertage mit Fernreisen konkurriert.

Auch außerfamiliäre Beziehungen verlieren an Bedeutung. Wohin das führt, zeigt Japan mit einer Entwicklung, die auch in Europa und den USA zunehmend Platz greifen wird. In Japan hat die traditionelle Partnerschaft und die Gründung einer Familie als Grundkonzept der Gesellschaft weitgehend ausgedient[8]. Gleichzeitig hat das Dasein als Single an Status gewonnen, worauf sich zum Beispiel die japanische Gastronomie mit Einzeltischen und die japanische Dienstleistungsindustrie mit Kuschelangeboten für Fremde mit Fremden einstellen. Menschen leben alleine, schlafen alleine, essen alleine und finden alleine Ersatz für körperliche Nähe. Das Riesenrad in Tokio hat, singlegerecht, Gondeln mit nur einem Sitzplatz.

Nach dem Zweiten Weltkrieg war es in Europa noch eine Selbstverständlichkeit, auf engem Raum mit anderen zu leben. Eine andere Möglichkeit gab es nur für wenige Privilegierte. Für die Meisten ging es vor allem darum, überhaupt ein Dach über dem Kopf zu haben. Die Frage, wie viele Familienangehörige oder auch Fremde sonst noch darunter lebten, war zweitrangig.

Als der Wirtschaftsaufschwung kam, regte sich in vielen Menschen umso mehr das Bedürfnis nach Freiraum. Dies aus gutem Grund. Wenn zu viele Menschen auf zu engem Raum leben müssen, führt dies unweigerlich zu Stress. Mehr Freiraum dagegen hat viele Vorteile. Er erlaubt uns, unsere Individualität und unseren Egoismus ungehemmter auszuleben. Platz für sich zu haben, gehörte fortan zu den neuen Statussymbolen. Besonders für junge Menschen ist das attraktiv. Was ihnen dabei entgeht, der Halt und die Sicherheit eines aufmerksamen sozialen Umfelds, vergessen sie leicht, und was das für ein gesundes Leben bedeutet, wissen viele gar nicht.

Ich habe viele Patienten kennengelernt, die ihr Leben lang ihre Sozialkontakte vernachlässigt haben. Die wenigsten von ihnen haben das mit dem gleichen Realismus getan wie Robert Thuch. Die meisten haben es wie der eben beschriebene Patient bereut, als sie in eine Notlage gerieten. Manchmal lassen sich die Dinge noch einigermaßen reparieren. Einer

Patientin von mir, Francesca Deledda, einer gebildeten und charmanten Italienerin, scheint dies im Alter von 66 Jahren gelungen zu sein. Eines ihrer Gene, das die Entstehung von Tumorzellen verhindern sollte, ist erblich bedingt defekt. In einem solchen Fall übernimmt zunächst das korrespondierende Gen die Aufgabe des defekten. Da Gene im Rahmen dieses natürlichen Sicherungssystems doppelt angelegt sind, kann das für den Rest des Lebens gut gehen. Wird jedoch auch das verbleibende Gen defekt, führt das zum Ausbrechen der Katastrophe, zum Entstehen einer Krebserkrankung. Mit steigendem Alter kommt es vermehrt dazu, dass das verbleibende Gen schwächelt und schließlich versagt.

So war es auch bei Francesca Deledda. Sie erkrankte an Eierstockkrebs. Nach wie vor sind die Möglichkeiten der Frühdiagnose für diese Art von Krebs beschränkt, weshalb auch bei ihr die Erkrankung erst im fortgeschrittenen Stadium erkannt wurde.

Als Francesca Deledda mit der Diagnose konfrontiert wurde, erkannte sie, dass ihr in ihrem Leben einiges abhanden gekommen war, ohne dass sie es richtig bemerkt hatte. Sie hatte sich mit ihren beiden Brüdern zerstritten und pflegte selbst mit ihrer einzigen Tochter seit mehr als 18 Jahren keinen Kontakt mehr.

Ich weiß nicht genau, was vorgefallen war. Vielleicht hatte es damit zu tun, dass sie einmal ausgesprochen hübsch war, was sich meiner Erfahrung nach für ein gelungenes Leben häufig als hinderlich erweist. Denn fällt uns im Leben – etwa aufgrund unserer Attraktivität – zu viel in den Schoß, so kann es leicht passieren, dass wir uns zu wenig – in diesem Fall um unsere Mitmenschen – bemühen. Wir verlernen nicht nur, um etwas zu kämpfen, sondern auch, es zu schätzen. Und wir verlernen, die in uns schlummernden Talente zur vollen Entfaltung zu bringen. Hier kann eine schwere Erkrankung paradoxerweise auch heilsame Wirkungen entfalten, weil sie den Rahmen zwischenmenschlicher Beziehungen verändern kann.

In dieser Phase reflektieren viele Betroffene ihren bisherigen Lebensweg und eruieren, was ihnen wirklich wichtig ist in ihrem Leben. Dieser Verarbeitungsprozess erlaubt ihnen, ihre verbleibende Lebenszeit bewusster und erfüllender zu gestalten. Sie gehen mit ihrer Zeit selektiver um, trennen Wichtiges von Unwichtigem und widmen sich, wo immer möglich, Dingen, die ihnen Sinn und Erfüllung geben. Die Erkrankten spüren die Bedeutung der anderen stärker und die anderen bekommen angesichts der Erkrankung ein Gefühl für die Endlichkeit des eigenen Lebens. Beides lädt eine zwischenmenschliche Situation emotional neu auf und schärft den Blick für das Wesentliche.

Manchmal kommt es deshalb zwischen meinen Patienten und ihren im Streit gegangenen Angehörigen zu Aussprachen. Dies war auch bei Francesca Deledda der Fall. Sie hat ihre Tochter und ihre beiden Brüdern kontaktiert in dem Willen, die Verbindung wieder herzustellen. Tatsächlich bekam sie in der Klinik einen Anruf von ihrer Tochter, und es ist wohl nur eine Frage der Zeit, bis auch ihre Brüder sich melden. Solch späte positive Entwicklungen sind jedoch keineswegs garantiert, und so, wie die Dinge hätten sein können, werden sie wohl auch nie wieder. Denn es lässt sich nun einmal nicht in wenigen Monaten nachholen, was wir in Jahrzehnten versäumt haben.

Der Trend geht weiter in Richtung Egoismus. Warnende Stimmen sprechen bereits von zunehmendem Narzissmus, der als Fehlentwicklung einer Persönlichkeit schwere pathologische Züge aufweist. Menschen mit narzisstischer Persönlichkeit können der Gesellschaft schweren Schaden zufügen. Sie sind nicht willens und auch nicht in der Lage, sich in eine Gemeinschaft einzuordnen, was eine wesentliche Voraussetzung für ein gedeihliches Miteinander darstellt.

Die Werbung, der wir täglich ausgesetzt sind, scheint narzisstische Persönlichkeitsmodelle zu unterstützen. Sie suggeriert uns eine Welt, in der wir uns hemmungslos immer und überall nehmen können, was wir wollen, ohne etwas dafür geben zu müssen. Diesen Trend unterstützt eine fragwürdige Politik, die Bürger mit Leistungen für sich einzunehmen versucht, ohne darauf zu verweisen, dass andere Bürger dafür bezahlen müssen. Breite Bevölkerungsschichten vergessen auf diese Weise, dass eine Gesellschaft nur funktionieren kann, wenn alle entsprechend ihren Möglichkeiten etwas zu ihr beitragen.

Diesem gesellschaftlichen Trend entspricht auch die besondere Stellung, die Kinder heute in einer Familie einnehmen. Früher waren Kinder ein Teil der Familie, der sich eher an das Leben der Erwachsenen anpassen musste als umgekehrt. Heute dreht sich alles um die Kinder. Ich kann in meinem eigenen Freundeskreis immer wieder beobachten, wie Kinder jeden Wunsch erfüllt bekommen. Das gesamte Leben ihrer Familien richtet sich nach ihnen aus. Wir ziehen auf diese Weise Generationen von Menschen heran, die es gewohnt sind, alles zu bekommen und die mit dem Bewusstsein durchs Leben gehen, darauf einen selbstverständlichen Anspruch zu haben. Zu der Erkenntnis, dass jedes gedeihliche Zusammenleben wesentlich darauf beruht, nicht nur nehmen, sondern auch geben zu können, gelangen diese Kinder oft nicht, geschweige denn wird dies automatisch ein integraler Teil ihrer Persönlichkeit.

Aus sozialer und damit letztlich auch aus gesundheitspolitischer Sicht kann solchen Generationen wohl nur eine schwierige Zukunft vorausgesagt werden. Entweder schaffen es die Menschen in Zukunft tatsächlich, sich jeder für sich durchs Leben zu schlagen. Wenn dies wie in Japan mit gesellschaftlicher Infrastruktur und entsprechenden Angeboten gefördert wird, dann ist in zwanzig Jahren endgültig jeder auf sich gestellt. Oder die Kinder aus diesen Generationen stoßen irgendwann an ihre Grenzen, was zu dramatischen persönlichen Erfahrungen führen wird. Denn wer in den prägenden Kindheits- und Jugendjahren so im Mittelpunkt stand, wird es schwer haben, sich an die Realitäten des Gemeinschaftslebens einer 7,5 Milliarden zählenden Bevölkerung anzupassen.

Im Extremfall löst sich eine egoistische Gesellschaft dann von selbst auf. Denn Egoismus lässt sich schwer mit Fortpflanzung vereinbaren. Dass sich zwei verheiratete Menschen überlegen, ob sie überhaupt Kinder wollen, war vor gar nicht allzu langer Zeit noch völlig undenkbar. Aus den Großfamilien von einst sind Paare mit durchschnittlich 1,5 Kindern geworden, was bedeutet, dass die Bevölkerung in Europa ohne Zuwanderung rasant schrumpfen würde. Um die Bevölkerungszahlen konstant zu halten, benötigt es mehr als eine Million Zuwanderer pro Jahr[9].

Wobei der in der Familienplanung so hemmungslos ausgelebte Egoismus inzwischen auch verständliche ökonomische Aspekte hat.

In einer Welt, in der jedes Kind mangels Großfamilie einen Kindergartenplatz braucht, Windeln nicht mehr gewaschen und wiederverwendet, sondern weggeworfen werden und ein Kind in den abgelegten Sachen eines Bruders oder einer Schwester in der Schule ausgegrenzt würde, sind die Folgen der Fortpflanzung teuer. Laut verschiedenen Berechnungen kostet ein Kind bis zum 18. Lebensjahr zwischen 110.000 und 130.000 Euro. Diese Summe erhöht sich je nach sozialem Status der Familie. Besonders teuer ist der Wettbewerb zwischen den Kindern bezüglich ihrer Kleidung, ihrer Ausrüstung und Technik.

Während Fortpflanzung für die Menschen einst gleichbedeutend war mit ökonomischer Absicherung im Alter, ist Fortpflanzung heute zu etwas geworden, das sich viele Menschen nicht mehr leisten wollen. Die wachsende Kinderarmut wiederum verstärkt umso mehr den Trend zu einer egoistischen Gesellschaft, die der allgemeinen Gesundheit abträglich ist.

Gesundheitliche Auswirkungen der digitalen Revolution

Auch die digitale Revolution steht der Entwicklung unserer sozialen Kontakte eher im Wege, mit einer Ausnahme, auf die ich noch eingehen werde.

Zwar hat die Digitalisierung unserer Beziehungen den Vorteil, dass wir leichter Gruppenzugehörigkeit empfinden und uns mit anderen Menschen solidarisieren können, selbst dann, wenn sie am anderen Ende der Welt leben. Das Internet hat die Zahl der uns zur Verfügung stehenden Kontaktmöglichkeiten dramatisch erhöht, während sich gleichzeitig die durchschnittliche Intensität unserer sozialen Kontakte deutlich reduziert hat.

Eine Rechnung, die zu unseren Ungunsten ausgeht, denn durch die physische Distanz kann eine digitale Begegnung niemals so intim und vielschichtig sein wie eine persönliche. Wenn wir einander gegenüber sitzen und uns das Lachen eines Freundes ansteckt, ist das etwas Besonderes, und diese Unmittelbarkeit fällt bei der digitalen Kommunikation weg.

Hände schütteln, Wangen küssen, Umarmungen, all diese Gesten können selbst die kreativsten Emojis nicht ersetzen. Soziale Interaktionen, die über die technisch-effiziente Verkürzung der Kommunikation hinausgehen, machen uns erst zu richtigen Menschen. Diese Interaktionen fehlen uns, je mehr wir selbst digitalisieren und zu Kommunikationsrobotern werden.

Dass das auch im Hinblick auf die Gesundheit zu unseren Ungunsten ausgeht, liegt auf der Hand. Eine Mutter würde ihrem Baby schließlich auch keine SMS mit dem Inhalt »Mama ist bei dir und hat dich lieb« schicken, und dazu ein Baby-, ein Blumen- und ein Sonnen-Emoji, statt es in die Arme zu nehmen und es damit in einer alle Sinne erfassenden Geborgenheit zu wiegen, die durch nichts auf der Welt zu ersetzen ist.

Die vielen digitalen Bekanntschaften, die wir heute statt intensiver, inniger Kontakte pflegen, haben neben ihrer Oberflächlichkeit noch einen zweiten Nachteil. Obwohl ihre Qualität tendenziell immer weiter abnimmt, brauchen wir für ihre Pflege immer mehr Zeit. Die Stunden, die wir dafür aufwenden, könnten wir auf viel bessere und unserer seelischen, geistigen und körperlichen Gesundheit viel dienlichere Weise nutzen. Zum Beispiel, indem wir uns mit guten Freunden auf ein Bier oder auf einen Kaffee treffen.

Die gesunde Liebe zwischen zwei Menschen

Es gibt viele Möglichkeiten, das Thema Liebe, so wie es in diesem Kapitel gemeint ist, ins Leben zu integrieren. Die meisten Menschen denken dabei zuallererst an den einen Partner oder die eine Partnerin, den oder die es zu finden gilt. Zum L-Begriff »Liebe« fällt ihnen jene wunderbare Euphorie ein, die frisch Verliebte spüren.

Diese hält kurzfristig unglaubliche Beglückungen bereit. Der Reiz des Unbekannten spielt dabei eine Rolle. Dennoch, wenn überhaupt, ist diese Phase der Euphorie nicht mehr als der erste Schritt. Erst, wenn das Neue zum Alltag geworden ist, zeigt sich, ob aus dem Nukleus einer schönen Begegnung eine erfüllende Beziehung werden kann, der die Partner über die Euphorie hinaus Wert und Bedeutung geben.

Vieles weist darauf hin, dass vor allem die von Hollywood und seinen Märchen, Illusionen und Träumen geprägten Kulturkreise diese Euphorie im Hinblick auf eine glückliche und erfüllte Beziehung überbewerten. Etwa das im asiatischen Raum oder in einigen jüdischen Gemeinden übliche Arrangieren von Ehen. Dabei vereinbaren Familien untereinander, wer gut zu wem passt. Auch wenn diese Tradition, in ihrer ursprünglichen Form zu Unrecht, einen Beigeschmack von Zwangsehe hat, sind so entstandene Ehen überraschenderweise oft erfüllter als jene, die auf spontanem Kennenlernen und einer ersten Euphorie gründen. So verwunderlich ist das gar nicht. Die auf diese Weise zusammengeführten Menschen kommen meist aus dem gleichen sozialen Umfeld, haben eine ähnliche Erziehung genossen und ihre Erwartungen an das Leben ähneln einander ebenfalls.

Die Gabe, die vor allem ältere Menschen haben, zusammenpassende Paare zu erkennen, ist nicht zu unterschätzen. Auch meine eigene Ehe ist auf gewisse Weise eine arrangierte.

Ich lernte meine Frau kennen, als ich gerade als Oberarzt am Wiener Allgemeinen Krankenhaus arbeitete. In der Krankenstation, die ich dort leitete, wurden vorwiegend Patienten mit Krebs- und Bluterkrankungen betreut.

In einem der Zimmer lag eine Patientin, die an einer schwer zu diagnostizierenden Form von Knochenkrebs litt. Sie ist nur anhand von Blut- und Knochenmarkproben zu erkennen, und auch dann nur für Ärzte, die wissen, wonach sie suchen müssen. Deshalb erfolgt die Diagnose dieser Krebsart oft erst in einem Stadium, in dem die Erkrankung schon weit fortgeschritten ist.

Auch bei dieser Patientin war die richtige Diagnose erst spät erfolgt. Doch sie hatte gegenüber anderen Patienten einen Vorteil. Ihre Tochter engagierte sich enorm für sie, auf eine Art, die mich beeindruckte.

So etwa führte der Krebs bei dieser Patientin zu Blutarmut, wodurch sie regelmäßig Bluttransfusionen brauchte. Dazu musste sie ins Spital kommen und zumindest für eine Nacht bleiben. Doch ihre Tochter ersparte ihr diese Strapazen und organisierte Blutlieferungen zu ihrem Elternhaus in Baden bei Wien. Sie ließ das Spender-Blut im Badner Spital auf seine Verträglichkeit mit dem ihrer Mutter überprüfen und trieb danach einen Arzt auf, der die Transfusionen in ihrem Elternhaus vornahm, was bestimmt nicht einfach war. Ich zumindest kenne bis heute keinen anderen, der das gemacht hätte.

Zuletzt hatte sich der Zustand dieser Patientin so weit verschlechtert, dass ihr nichts mehr anderes als eine stationäre Aufnahme und Betreuung im Krankenhaus übrig blieb. Mit den damals zur Verfügung stehenden Medikamenten gelang es mir nur in bescheidenem Maß, ihre Situation zu verbessern, sodass ich mir gelegentlich Gedanken darüber machte, wie lange wir diesen Zustand noch würden aufrechterhalten können.

Ich ertappte mich dabei, dass ich mir über das Berufliche hinausgehende Sorgen um sie machte. Ihre Tochter hatte mich offenbar mit ihrer Fürsorge angesteckt.

Zu diesem Zeitpunkt hatte ich mir angewöhnt, zusätzlich zur im größeren Kreis von Ärzten und Pflegepersonen stattfindenden Vormittagsvisite am späteren Nachmittag nochmal alleine durch die Station zu gehen. Allein deshalb, weil es für Patienten naturgemäß schwierig ist, sich bei der Visite gegenüber einer ganzen Gruppe von Menschen in weißen Mänteln zu öffnen und sehr Persönliches mitzuteilen. Die gleichsam private Kontaktaufnahme mit den Patienten ermöglichte es mir, mehr über Gefühle, Hintergründe, Erwartungen, Befürchtungen und Ängste der Patienten zu erfahren.

Die besagte Patientin lag in einem Einzelzimmer. Ich setzte mich auf einen Stuhl an ihrem Bett, um auf gleicher Augenhöhe mit ihr sprechen zu können. Nachdem wir einige Worte über ihre körperlichen Beschwerden ausgetauscht hatten, ergriff sie, für mich unvermittelt und überraschend, meine rechte Hand und sagte: »Ich habe so ein starkes Gefühl, dass Sie und meine Tochter gut zusammenpassen würden. Ich muss Ihnen das einfach sagen.«

Ich war sprachlos. Ich fand ihre Tochter überaus attraktiv und fühlte mich zu ihr hingezogen, aber dass es andersherum auch so sein könnte, war mir noch nicht in den Sinn gekommen. Nun, die Frau, die wenig später verstarb, behielt recht und die Ehe zwischen ihrer Tochter und mir wuchs von Anfang an auf liebevollem Grund.

Was das Zustandekommen glücklicher Ehen betrifft, entfaltet die digitale Revolution auch positive Wirkungen. Ihretwegen haben wir jetzt bessere Möglichkeiten denn je, einen

Partner zu finden, der wirklich zu uns passt. Dies einfach deshalb, weil die Auswahl größer geworden ist.

Früher haben wir in unserem sozialen Umfeld, etwa an unserem Arbeitsplatz, vielleicht fünf Menschen vorgefunden, die als Partner infrage kamen. Deswegen war es sinnvoll, Vereinen, Organisationen und anderen Netzwerken beizutreten, egal, ob das nun die Pfadfinder, die freiwillige Feuerwehr, ein Bücherklub, die Katholische Jungschar oder die Parteijugend waren. Damit erhöhte sich die Zahl der für uns als Partner infrage kommenden Menschen vielleicht von fünf auf zehn bis zwanzig.

Heute haben wir Zugang zu webbasierten Partnervermittlungsagenturen, die über eine große Anzahl an Profilen potentieller Partner aus Nah und Fern verfügen, was das Auffinden eines idealen Partners beträchtlich vereinfachen kann. Gleichzeitig sind wir mit den oben beschriebenen gesellschaftlichen Tendenzen konfrontiert. Der zunehmende Egoismus widerspricht dem Konzept Beziehung und Partnerschaft. Mit diesem Widerspruch müssen wir heute umgehen.

Je besser zwei Menschen zueinander passen, sei es nun dank der Einschätzung erfahrener Verwandter oder dank des Abgleiches detaillierter digitaler Persönlichkeitsprofile, desto weniger Reibungsflächen gibt es innerhalb einer Beziehung, desto beständiger ist sie, desto weniger kontinuierlichen Stress produziert sie für beide Beteiligten und desto besser wirkt sich das nicht zuletzt auf deren Gesundheit aus.

Denn auch wenn eine gute Beziehung uns seelisch, geistig und körperlich stärkt, bedeutet das nicht, dass das jede Beziehung tut. Nicht jede Beziehungen hat zwangsläufig eine harmonisierende und heilsame Wirkung auf uns. Schlechte Beziehungen können selbst zu Stressfaktoren werden und uns damit in letzter Konsequenz nicht nur sprichwörtlich, sondern auch ganz real krank machen.

Traurige Geschichten von Paaren, die sich gegenseitig im wahrsten Sinne des Wortes das Leben zur Hölle machen, weil sie sich in unerfüllbare Erwartungen verstrickt haben und nicht voneinander lassen können, kennen wir alle. Oft jedoch merken wir nicht, dass auch in an sich guten Beziehungen immer wieder dieser Fehler passiert. Enttäuschungen wegen falscher Erwartungen können uns auf die Dauer krank machen.

Jeder von uns sollte sich deshalb regelmäßig fragen, ob die eigenen Erwartungen und die des Partners realitätsnah oder unrealistisch sind. Außerdem braucht es eine Kompromissfähigkeit von beiden Seiten, eine gegenseitige Wertschätzung und wünschenswerterweise auch gemeinsame Interessen. Eine Beziehung sollte uns wirklich rundherum gut tun. Tut sie das nicht, sollten wir überlegen, was daran verbessert werden kann.

Wertschätzung in Bezugsgruppen

Liebe spielt sich nicht nur in privaten Zweierbeziehungen ab. Auch die gesellschaftlichen Kreise, in denen wir alle tagtäglich verkehren, sind sehr wichtig für unsere Gesundheit. In diesem Zusammenhang erinnere ich mich mit großem Unbehagen an die Schilderungen eines jungen Sarkom-Patienten aus der Steiermark, dem man den linken Unterschenkel amputiert hatte und der sich anschließend bei uns einer aggressiven Chemotherapie unterziehen musste. Dabei verlor er naturgemäß seine Haare. Dieser junge Mann war Mitglied eines Fußballklubs. Nach dem Training haben sich die Burschen regelmäßig zusammengesetzt, gescherzt und getrunken. Er hat diese Gruppe nach Beendigung seiner Chemotherapie aufgesucht und sich schon auf das Wiedersehen mit seinen Freunden gefreut. Nachdem am Stammtisch die ersten Worte gewechselt wurden, erdreistet sich einer der sogenannten Freunde, ein emotionaler Schwerverbrecher, zu dem Ausruf: »Hearst Franz, wenn ich so ausschauen würde wie du, würd ich mich umbringen!«

Es macht mich zutiefst betroffen, miterleben zu müssen, was Menschen anderen Menschen antun, häufig bewusst, manchmal unbewusst. Welche Schuld sie damit auf ihre Schultern laden, registrieren sie oft gar nicht und verspüren auch nicht den Wunsch, es wieder gut zu machen.

Die Chance, die die Freunde gehabt hätten, haben sie vertan, nämlich ihn zu stärken und zu stützen und ihre Freude darüber zum Ausdruck zu bringen, dass er überlebt hat. Sie hätten ihn als Unterstützer haben können, auch wenn er nie wieder mitspielen kann. Damit hätten sie auch sich selbst geholfen. Aber nein! Dieses Unverständnis überrascht mich immer wieder, bleibt mir unverständlich und betrübt mich zutiefst.

Anpassungsfähigkeit in der Partnerschaft

Wie lassen sich Beziehungen erfolgreich führen? Ich habe einmal folgende Geschichte gehört: Im Central Park in New York spielten querschnittgelähmte Kinder im Rollstuhl mit einem Ball neben einem Basketballplatz, wo nicht-behinderte Kinder spielten. Ein Mann, der des Weges kam, sah diese Situation und wandte sich an den erwachsenen Betreuer der behinderten Kinder mit der Frage, warum er diese ausgerechnet hier spielen lasse, wo doch der Anblick der herumlaufenden für die querschnittgelähmten Kinder sehr belastend sein müsse. Daraufhin meinte der Betreuer, der Mann solle einmal genauer hinschauen.

Die Kinder im Rollstuhl strahlten einander beim Spielen an, während die übrigen Kinder verbissen konkurrierten.

Als der Mann angesichts dieser Beobachtung stutzig geworden war, erklärte ihm der Betreuer das, was so augenfällig war: Die Kinder im Rollstuhl seien zufriedener als die anderen, die da herumliefen, weil sie aufgrund ihrer besonderen Situation bereits lernen mussten, nichts anzustreben, was sie nicht erreichen konnten. Sie haben die Fähigkeit entwickelt, loszulassen und sich nicht an eine fixe Vorstellung zu klammern.

Aus dieser Geschichte ist folgender Schluss abzuleiten: Menschen, die etwas, das nicht erreichbar ist, nicht loslassen können, sind lebenslang Gefangene ihrer Situation. Wer hingegen fähig ist, sich den Umständen anzupassen, macht sich frei und kann Zufriedenheit finden.

Diese Weisheit gilt auch für Beziehungen. In Beziehungen binden wir uns. Entweder an eine geliebte Person oder an unsere Vorstellung, wie die geliebte Person sein sollte. Letzteres führt unter Garantie in ein selbstverschuldetes Unglück. Ersteres, die Bindung an eine geliebte Person, ist auch kein einfaches Unterfangen. Damit diese Bindung die Zeit und diverse Krisen, die beinahe unausweichlich sind, überdauern kann, bedarf es einer Fähigkeit, die wohl wie keine andere das Überleben des Homo sapiens in den mindestens 300.000 Jahren seiner Existenz geprägt hat. Unsere Spezies hat von der Natur eine ganz ungewöhnlich ausgeprägte Anpassungsfähigkeit mitbekommen, mit der wir unerwartete, herausfordernde oder unseren bisherigen Lebensgewohnheiten widersprechende Situationen meistern können.

In einer Beziehung ist unsere Anpassungsfähigkeit in hohem Maß gefragt. Wir müssen lernen, einen anderen Menschen mit seinen Bedürfnissen, Wünschen, persönlichen Eigenschaften, Gewohnheiten und täglichen Verhaltensweisen achtsam und offen wahrzunehmen und uns mit ihm zu arrangieren, um das Leben mit ihm teilen zu können, in dem bis dahin wir selbst die zentrale Rolle eingenommen haben.

Wie schwierig sich diese wechselseitigen Anpassungsprozesse gestalten, belegen unsere Scheidungsraten, ganz zu schweigen von den vielen Beziehungen, die es gar nicht bis in den Ehestand (oder ein weniger formelles Äquivalent) schaffen. Viele Menschen fristen ihr Dasein in Beziehungen, die nicht gut für sie sind. Entweder weil die Voraussetzungen für eine gute Partnerschaft von Haus aus nicht gegeben sind oder weil ihre Anpassungsfähigkeit nicht ausreicht, um sich mit ihrem Partner zu arrangieren. Dann führen sie ein Leben in fortgesetztem ungesundem Stress. Das ist eine Verschwendung von Lebenszeit und mit einem Risiko für unerwünschte gesundheitliche Folgen verbunden.

Die Alternative, die Trennung, birgt ebenfalls Gefahren. Da ist zum einem die Gefahr des Alleinbleibens, ein Zustand, der viele Menschen, die sich eine Beziehung aus tiefstem Herzen wünschen, genauso grämt und krank macht. Zum anderen besteht die Gefahr, dass die nächste Beziehung nicht wirklich besser wird als die vorige. Dies insbesondere dann, wenn die Trennung nicht dazu genutzt wird, sich selbst zu reflektieren und die bisherigen Grenzen der eigenen Anpassungsfähigkeit zu erkennen, um es in der nächsten Beziehung eventuell besser zu machen.

Zusammenbleiben, Trennung, Alleinsein, nächste Beziehung, egal, vor welcher Entscheidung wir stehen, wenn etwas Gravierendes nicht passt, ... sich vor der Entscheidung zu drücken, ist ebenfalls ungesund. Wie in einem Labyrinth stoßen wir in Beziehungsdingen umgehend auf die nächste Sackgasse.

Um zu lernen, uns in diesem Labyrinth zu orientieren und irgendwann den Ausgang zu finden, müssen wir uns laufend folgende Fragen stellen:

- Welches Verbesserungspotential sehen wir bei uns?
- Wie können wir uns besser anpassen?

- Welche fixen Vorstellungen von einer Partnerschaft können wir loslassen?
- Sind die Verlockungen des Neuen wirklich so verlockend oder auch nur eine fixe Vorstellung?
- Welche Egoismen, die uns womöglich von der Gesellschaft anerzogen wurden und nicht aus unserem tiefsten Inneren kommen, können wir abstellen?
- Was hingegen wollen wir so sehr, dass wir nicht aufhören dürfen, zu suchen, statt uns, weil wir süchtig nach der nächsten Euphorie sind, leichtfertig einzulassen mit einem Menschen, der die gesuchten Eigenschaften gar nicht mitbringt?
- Welche Alternative in Bezug auf unseren Beziehungsstatus fühlt sich am besten für uns an, sodass wir fürs Erste einmal Ruhe und Zufriedenheit finden können?

Vom gesundheitlichen Standpunkt ist eine gelungene Langzeitbeziehung jedenfalls höchst wünschenswert. Sie stellt den Ausgang aus dem Beziehungslabyrinth dar, weil sie langfristig der beste Weg für unser seelisches, geistiges und körperliches Gleichgewicht ist. Bestätigt wird dies durch zahlreiche wissenschaftliche Untersuchungen. Menschen, die mit einem Partner durchs Leben gehen, haben eine deutlich längere Lebenserwartung als ewige Singles[10].

Sexualität und Gesundheit

Vor allem viele Männer haben schon davon gehört, dass Sex nicht nur glücklicher macht, sondern auch der Gesundheit dient. Das stimmt auch, und Studienergebnisse zu diesem Thema machen immer besonders schnell die Runde. So etwa kam ein australisches Forscherteam vom *Cancer Council Victoria* in Melbourne[11] zu dem Ergebnis, dass Männer umso seltener an Prostatakrebs erkranken, je häufiger sie ejakulieren. Das Team verglich Daten zum Sexualleben von 1.079 Prostatakrebs-Patienten mit denen von 1.259 gesunden Männern im Alter zwischen zwanzig und fünfzig Jahren. Bei Männern, die im Alter von zwanzig bis dreißig mehr als fünfmal pro Woche ejakulierten, reduzierte sich das Risiko um ein Drittel.

Eine Studie der Universität Bristol legt nahe, dass bei häufigem Geschlechtsverkehr von drei bis vier Mal die Woche das Risiko eines Schlaganfalls bei Männern um die Hälfte sinkt[12].

Alexander Lowen vom *International Institute for Bioenergetic Analysis* in New York[13] wiederum fand in zwei Studien heraus, dass weibliche und männliche Herzinfarkt-Patienten zu zwei Dritteln über mangelnde sexuelle Erfüllung klagen. Lowen führt das darauf zurück, dass wir beim Sex das u.a. für die Erektion wichtige Stickstoffmonoxid produzieren, was zur Erweiterung der Blutgefäße führt und sich deshalb auch günstig bei Herz-Kreislauf-Krankheiten auswirkt. Diese Erklärung ist wohl zu kurz gegriffen, weil wir annehmen können, dass beim Sex wesentlich mehr zwischen Menschen passiert, als nur eine Produktion von Stickstoffmonoxid. Anziehung, Zuneigung, körperliche Nähe, Liebkosungen, Freude an der gemeinsamen Verbindung, all das tut uns auch in gesundheitlicher Hinsicht gut.

Laut Reed Moskowitz vom *Stress Disorders Medical Service* in New York löst Sex stressbedingte Spannungen und reduziert die Wirkung des Stresshormons Adrenalin[14].

Mit dem zunehmenden Egoismus und der Beziehungsarmut in unserer Gesellschaft geht auch einher, dass eine wachsende Zahl vor allem junger Menschen die vielen Chancen auf Lebensbereicherung durch eine gelungene Beziehung verkennen und den Sinn der Partnerschaft auf sexuelles Erleben reduzieren.

Auch einer meiner Freunde verwendete viel Zeit dafür, seinem biologischen Imperativ zu folgen und nahezu unaufhörlich Frauen hinterherzujagen. Als mit steigendem Alter sein sexuelles Verlangen nachließ, konsultierte er besorgt einen Arzt. Ich empfahl ihm, diesen Punkt wie Udo Jürgens zu sehen. »Jetzt habe ich endlich Zeit, mich auch anderen Dingen des Lebens zu widmen«, sagte der in einem Interview, als er siebzig wurde. Doch die Botschaft kam bei meinem Freund nicht an.

Mit dem Nachlassen seines sexuellen Antriebs schien ihm der Sinn abhanden zu kommen, auf dem er sein Leben oder zumindest einen großen Teil seiner sozialen Interaktionen aufbaute. Doch ich hatte auch Verständnis für ihn. Denn wie sehr ein Mensch das Neue und Aufregende braucht, hängt zum Teil von der ihm in die Wiege gelegten genetischen Ausstattung ab. Stärker triebgesteuerte Menschen lassen sich durch Reduktion bestimmter Hormone unversehens in ruhige Familienmenschen verwandeln[15].

Wer auf einem großen Hormonberg sitzt, kann nicht anders. Er ist nahezu gezwungen, sich regelmäßig seine sexuelle Befriedigung zu holen, selbst wenn er weiß, dass ihn das in Schwierigkeiten bringen könnte. Ohne Eingriff in seinen Hormonhaushalt wird sich sein Verhalten auch nicht nennenswert ändern.

Liebe basiert nicht zuletzt auch auf chemischen Reaktionen in unserem Gehirn, die sich mit den verschiedenen Phasen einer Liebesbeziehung verändern können, so wie sich auch die Inhalte der Liebe ändern.

Sex kann ein wichtiger Teil einer Beziehung sein. In der Liebe zwischen zwei Menschen geht es jedoch um viel mehr. Das zeigt mir auch immer wieder die Beobachtung von Paaren, deren Sexualität aus hormonellen Gründen eingeschlafen ist. Manche Paare kommen damit gut zurecht, weil ihre Liebe auch abseits der Sexualität tief verwurzelt ist. Andere Paare schlittern in eine Krise, wenn das Erschlaffen des sexuellen Begehrens nicht beide Partner gleichzeitig betrifft, was aus evolutionär und biologisch einleuchtenden Gründen meistens der Fall ist.

Männern kommt menschheitsgeschichtlich betrachtet die Rolle des Verteilers von Erbgut zu, weshalb sie einen Überschuss an Sexualhormonen mit sich herumtragen, der mit zunehmendem Alter nur langsam abnimmt. Das sexuelle Verlangen von Frauen hingegen erkaltet häufig mit zunehmendem Alter, jedenfalls häufiger als bei Männern. Aus Sicht der Evolution ist die Sexualität der Frauen ab einem gewissen Alter für die Fortpflanzung der Spezies nicht mehr erforderlich, weil die Periode, in der eine Mutterschaft möglich ist, abgeschlossen ist. Die Situation ist in so einem Fall verzwickt. Die Männer wollen ihrer biologischen Aufgabe nachkommen, für die Frauen ist das Thema erledigt.

Weil dieses Missverhältnis innerhalb von Beziehungen zu Frustration führen kann, versucht die medizinische Forschung, dagegen anzutreten. Einigermaßen effektiv ist dabei die sogenannte Hormonersatztherapie, die das sexuelle Verlangen von Frauen fortgeschrittenen Alters steigert, bei dem die Natur aber nicht gänzlich mitspielt. Die Methode geriet in Verruf, als sich herausstellte, dass sie bei Frauen das Brustkrebsrisiko um zwei Prozent erhöht. Außerdem kommt es etwas häufiger zu Blutgerinnseln, Schlaganfall, Herz- und Gallenblasenerkrankungen. Darum laufen intensive Bestrebungen, ein Viagra für die Frau zu entwickeln. Tatsächlich ist in den USA bereits Addyi® als erstes derartiges Medikament zugelassen. Ein echter Durchbruch ist diesem allerdings nicht zu bescheinigen.

Würde mich ein Paar dazu um Rat fragen, würde ich sagen, dass jeder Mensch selbst abwägen muss, was er will und welches Risiko er dafür einzugehen bereit ist. Ich würde auch auf die vielen Paare verweisen, die ohne Sexualität eine beneidenswert innige und erfüllte Beziehung führen. Sollte aber tatsächlich ein intensiver Wunsch bestehen, die sexuelle Erlebnisfähigkeit zu steigern, so gibt es je nach Geschlecht mehrere Maßnahmen, die zum erwünschten Erfolg führen können.

Dennoch gibt es viele Beispiele dafür, wie unlösbar die Dilemmas rund um Sexualität und Liebe für den Einzelnen werden können. Dies zeigt die Geschichte eines 78-jährigen Patienten, der an Prostatakrebs erkrankt war. Er lebte mit seiner Frau, mit der er zwei erwachsene Kinder hatte, in einer soweit glücklichen Partnerschaft. Doch ausgerechnet kurz nach seiner Diagnose lernte er eine jüngere Frau kennen, für die sein Herz entflammte.

Grundsätzlich kann bei Prostatakrebs insbesondere bei älteren Patienten auch eine Bestrahlung erfolgreich angewendet werden, aber in seinem Fall wurde der Tumor chirurgisch entfernt, was bei etwa achtzig Prozent der Patienten zum Erliegen der Erektionsfähigkeit führt.

Kaum hatte er sich von der Operation erholt, fiel ihm auf, dass er keine Erektion mehr bekommen konnte. Auch die Einnahme von Viagra änderte daran nichts. Die in solchen Fällen üblichen Behelfsmaßnahmen, Vakuumpumpen, aufblasbare Penisprothesen und Injektion bestimmter Substanzen in den Penis lehnte der Patient ab.

Üblicherweise akzeptieren die Betroffenen, insbesondere wenn sie bereits älter sind, ihr Schicksal und finden zurück zu einer guten Lebensqualität. Das war bei diesem Patienten jedoch nicht der Fall. Die neue Frau in seinem Leben ließ ihm trotz fehlender Erektionsfähigkeit keine Ruhe. »Jeden Morgen beim Aufwachen denke ich an sie«, erklärte er mir. »Wenn ich abends schlafen gehe, ist sie noch immer in meinem Kopf.«

Er ist ein charmanter, gut aussehender Mann. Obwohl auf der sexuellen Ebene zwischen den beiden nichts mehr lief, fühlten sie sich zueinander hingezogen.

Er ging durch die gleichen Höhen und Tiefen wie Männer mit intakter Sexualität. Er musste sich zwischen der Frau, mit der er ein gutes Leben verbracht hatte, und seiner neuen Liebe entscheiden.

Er haderte mit dieser Entscheidung, weil er seine Frau nicht kränken und alleine zurücklassen wollte und weil er genau wusste, dass seine Kinder die Welt nicht mehr verstehen würden. Aber Gefühle haben keinen Schalter, auch nicht für einen betagten Herrn ohne Prostata. Dies ist ein eindrucksvolles Beispiel für platonische Liebe, die auch ohne gemeinsame Sexualität unglaublich tiefgreifend sein kann. Leider hat er bis heute keine Lösung gefunden.

Der unterschätzte Körperkontakt

Während viele Menschen die Bedeutung von Sexualität überschätzen, unterschätzen sie jene von Körperkontakt. Ich meine damit nicht nur die Berührungen zwischen zwei durch eine Liebesbeziehung verbundenen Menschen. Ich meine jegliche Form von Berührung zwischen Menschen, auch die zwischen Geschwistern, zwischen Freunden etwa bei einer Begrüßung oder einem Abschied oder zwischen Ärzten und Patienten im Zuge einer Behandlung. Egal, in welcher Konstellation wir zueinander stehen: Wenn es eine positive ist und wenn wir einander berühren, vermitteln wir Zuneigung, Wärme, Halt und Zusammengehörigkeit. Regelmäßige Berührungen sind deshalb für ein erfülltes und gesundes Leben wichtig.

Der seinerzeit für seine Thesen umstrittene Psychologe und Verhaltensforscher Harry Harlow, der heute auch als einer der bedeutendsten Primatenforscher gilt, führte schon in den 1950er-Jahren eine Reihe von Experimenten durch, um zu beweisen, wie wichtig Körperkontakt als Bestandteil des Lebens ist[16]. Er konzentrierte sich dabei auf die emotionale Entwicklung von Rhesusaffen-Babys, denen er keinerlei Kontakt zu anderen Affen, auch nicht zu ihren Müttern, ermöglichte.

Er unterteilte sie dabei in mehrere Gruppen. Eine Gruppe bekam in dem vielfach als grausam kritisierten Experiment eine Milch spendende »Drahtmutter«, also ein Drahtgestell mit einer Milchflasche. Eine weitere Gruppe bekam zusätzlich eine »Handtuchmutter«, ein mit Frottee-Stoff überzogenes Drahtgestell, das einen gesichtsähnlichen Kopf hatte und so etwas wie Körperkontakt ersetzen konnte. Eine dritte Gruppe bekam gar keinen Mutterersatz.

Harlow stellte fest, dass die Babys, die beide »Mütter« zur Verfügung hatten, nur zum Trinken zur Drahtmutter gingen und sich ansonsten vorwiegend bei ihrer Handtuchmutter aufhielten, wo sie offenbar zumindest ansatzweise ein Gefühl der Geborgenheit erfahren konnten. Daraus zog er den Schluss, dass reiner Körperkontakt für Affenbabys zumindest gleich wichtig, wenn nicht wichtiger als die Ernährung ist.

Die Affenbabys mit Draht- und Handtuchmutter flüchteten bei Stress zu ihrer Handtuchmutter und klammerten sich an sie fest. Sie zeigten, wenn sie auf diese Weise vermeintlich Körperkontakt und damit Schutz gefunden hatten, nach einer

Weile wieder Neugier- und Explorationsverhalten und suchten auch zu anderen Lebewesen kommunikativen Kontakt.

Als sie erwachsen waren, untersuchte Harlow die Protagonisten seiner Versuchsreihe noch einmal. Er stellte fest, dass jene, die als Affenbabys weder Draht- noch Handtuchmutter zur Verfügung gehabt hatten und jene, die nur eine Drahtmutter mit Milchflasche hatten, schwere Verhaltensstörungen zeigten. Sie tendierten zu monotonen, starren Bewegungen, reagierten nicht auf Kommunikationsversuche und saßen apathisch in einer Ecke. Auch die Affen, die als Babys eine Draht- und eine Handtuchmutter zur Verfügung hatten, zeigten Verhaltensstörungen, aber sie waren deutlich schwächer ausgeprägt.

Zur Zeit dieser Experimente herrschte in Sachen Erziehung noch das Dogma Disziplin. Heute verstehen wir kaum noch, dass das fundamentale Bedürfnis von Kindern nach Zuwendung und Körperkontakt irgendwann einmal erst bewiesen werden musste.

Die Wissenschaft beginnt erst, die volle Tragweite der Notwendigkeit von Körperkontakt nicht nur für unsere Seele und unseren Geist, sondern auch für unsere körperliche Gesundheit zu verstehen. Für die medizinische Forschung geht es um die Frage, was das Gefühl der Geborgenheit in unserem Körper auslöst, nämlich insbesondere die Stärkung des Immunsystems sowie Senkung der Herzfrequenz, des Blutdruckes und des Cortisol-Spiegels, unter anderem durch die Ausschüttung des als »Kuschelhormon« bekannt gewordenen Oxytocins.

Die wissenschaftlichen Hinweise auf eine direkte Verbindung zwischen Berührungen und Gesundheit mehren sich laufend. Psychologen der *Carnegie Mellon University* in Pittsburgh etwa gelang der Nachweis, dass Menschen, die oft körperlichen Kontakt mit anderen haben, seltener erkältet sind[17]. Für ihre Studie infizierten sie rund 400 Teilnehmer mit einem Schnupfenvirus und beobachteten anschließend, bei welchen von ihnen die Krankheit ausbrach. Bei den Studienteilnehmern, die sich in einem intakten sozialen Umfeld bewegten und täglichen Körperkontakt zu nahestehenden Menschen hatten, brach der Schnupfen weitaus seltener aus als in der Gruppe der Einzelgänger.

Ärzte sind diesbezüglich in einer besonderen Situation. Bei persönlichen Untersuchungen ist Körperkontakt meist unvermeidlich. Viele Patienten schätzen diese persönlichen Untersuchungen oft auch eben deshalb. Unser modernes Körperverständnis erleichtert Untersuchungen mit Körperkontakt deutlich. Wir sehen inzwischen den Körper als etwas Natürliches und unser Umgang mit ihm ist offener geworden. Übertriebenes Schamgefühl, das früher besonders den Frauen anerzogen wurde, gibt es in der westlichen Welt zum Glück kaum noch.

Dass persönliche Untersuchungen generell wegen dem zunehmenden Einsatz von hochtechnologischen Diagnoseverfahren samt dem Druck in Richtung Effizienzsteigerung immer seltener werden, ist in dieser Hinsicht als bedauerlicher Verlust an Qualität zu betrachten. Medizinische Einrichtungen stehen vor der Herausforderung, diesen distanzierten und kalten Untersuchungsmethoden, die wegen der geschilderten Folgen zu kurz greifen, durch aktive Förderung des persönlichen und körperlichen Kontakts zu den Patienten entgegenzusteuern.

Heilende Haustiere

Es gibt nichts, das zwischenmenschliche Beziehungen und Körperkontakt mit Menschen, denen wir zugeneigt sind, vollends ersetzen kann. Allerdings gibt es Möglichkeiten, mit denen wir uns bei einem Manko in diesem Bereich behelfen können. In den Genuss von Berührung können wir kommen, indem wir uns eine professionelle Massage leisten oder Kuschelzonen für Fremde mit Fremden besuchen, wie sie in einer zunehmend berührungsarmen Gesellschaft nicht nur in Japan entstehen.

Nicht zuletzt vermitteln auch Haustiere positive gesundheitliche Effekte. Es ist erwiesen, dass Berührungen zwischen Hund und Hundehalter sowohl im Körper des Menschen als auch in dem des Hundes vergleichbare Reaktionen auslösen wie Berührungen zwischen zwei Menschen.

Jener Patient, für den sein Hund so wichtig war, dass er ihn sogar als das Einzige in seinem Leben bezeichnete, das er noch hatte, ist wohl auch deshalb kein Einzelfall. Mich jedenfalls wundert die Bedeutung von Haustieren für manche Patienten längst nicht mehr.

Erst jüngst hatte ich es mit einem Patienten zu tun, der 76 Jahre alt war und das Ende seines Lebensweges erreicht hatte. Er war das Männerideal der Frauen in den 1960er-Jahren gewesen, erfolgreich im Beruf, in seiner Freizeit Jäger, engagiert in der Gemeinschaft und gepflegt im Auftritt. Er war jahrzehntelang ein Lebemann gewesen und hatte spät eine deutlich jüngere ehemalige Stewardess geheiratet, die nun zwar seine Alleinerbin sein würde, mit seiner Krankheit aber zunächst nicht zurechtkam.

Das ungleiche Paar hatte genug Mittel, um rund um die Uhr Pflegekräfte zu engagieren. Was es auch tat, denn die relativ junge Frau hatte Angst davor, mit ihrem sterbenden Mann allein zu sein. Erst mit der Zeit gelang es ihr, seinen Tod als Teil seines, und in gewisser Weise auch als Teil ihres Lebens zu akzeptieren.

Deshalb unterstützte sie ihn schließlich dabei, möglichst lange daheim bleiben zu können, was er auch deshalb wollte, weil dort sein Jagdhund war.

Für seine letzten Tage kam er dann doch zu uns in die Klinik und dort fehlte ihm der Hund.

Im Gegensatz zu menschlicher Zuneigung ist die Liebe von Tieren immer bedingungslos. Sie haben kaum Launen und ihre Zärtlichkeit ist selten von ihrer Tagesverfassung abhängig, weshalb Tiere therapeutisch vielseitig einsetzbar sind.

Ich habe eine Freundin, die Therapie mit Pferden anbietet. Sie arbeitet mit Kindern mit gestörtem Sozialverhalten. Die Mädchen und Buben bauen zu Pferden eine heilsame emotionale Beziehung auf. Das Tier gibt Zuwendung immer zurück und es besteht niemals das Risiko einer Kränkung.

Den erwähnten Patienten, der seinen Hund vermisste, mussten wir zunächst enttäuschen. Haustiere sind im Krankenhaus nicht erlaubt. Das ist bis heute so. In Abteilungen, in denen auf optimale Hygienemaßnahmen wert gelegt werden muss, ist das auch verständlich.

Doch wir wussten, wieviel es dem Mann bedeuten würde, seinen Hund noch ein letztes Mal streicheln zu können. Also entschlossen wir uns zu einer kleinen Regelübertretung. Seine Frau sollte den Hund in einer Tasche mitbringen. Zuvor weihten wir das Stationspersonal in unseren Plan ein, das gerne mitspielte. Das Gefühl, etwas Gutes zu tun, verband auch uns miteinander. Wir fühlten uns gut dabei, einem Patienten einen letzten Wunsch zu erfüllen, und der Patient selbst war glücklich. Er starb an diesem Abend, mit seinem Jagdhund an seiner Seite.

Neben dem Ersatz für zwischenmenschliche Berührung haben Hunde und Katzen weitere gesundheitsrelevante Effekte für ihre Besitzer. Zum Beispiel geben sie ihnen dieses schon beschriebene, für uns so wertvolle, Gefühl, gebraucht zu werden. Vor allem für ältere Menschen, die in den Ruhestand treten, oder für Eltern, deren Kinder das Haus verlassen, können Haustiere neuen Lebenssinn stiften, was zu allen damit verbundenen positiven Auswirkungen führt.

Haustiere trösten bei Niedergeschlagenheit und machen resistenter gegen Stress. Letzteres haben Forscher der *State University of New York* in Buffalo anhand von 48 alleinstehenden Brokern an der New Yorker Börse untersucht[18]. Sie kamen zu dem Schluss, dass ein Haustier den Blutdruckanstieg in Stresssituationen vermindert. Broker, die ein Haustier besaßen, reagierten unter Druck gelassener.

Haustiere können in Stresssituationen sogar eine bessere Hilfe als Freunde oder Partner sein. Auch das fanden die Forscher aus Buffalo heraus. Sie testeten nach den Brokern 240 Paare, die entweder einen Hund beziehungsweise eine Katze oder kein Haustier besaßen. Die Teilnehmer mussten bei einem Test unter Zeitdruck eine schwierige Rechenaufgabe lösen und bei einem anderen eine Hand zwei Minuten lang in Eiswasser tauchen. Dies abwechselnd allein, in Anwesenheit ihres Partners und allein mit ihrem Haustier. Die durchschnittlich geringsten Stressreaktionen zeigten die Teilnehmer, wenn sie allein mit ihren Haustieren waren.

Das *British Journal of Psychology* wiederum veröffentlichte eine Studie, die die Bedeutung von Haustieren für Sozialkontakte beleuchtete[19]. Haustiere erleichtern die Kontaktaufnahme zu anderen Menschen, was vor allem für ältere Menschen wichtig ist, die nicht mehr so leicht Anschluss finden. Dadurch, dass sie auf diese Weise der Einsamkeit entgegenwirken, leisten Haustiere einen weiteren wichtigen Beitrag zur körperlichen Gesundheit. Ganz abgesehen von den heilsamen Spaziergängen, die Hunde ihren Besitzern abverlangen.

Bei Kindern kann der Kontakt mit Haustieren und den verschiedenen Bakterien, die sie mit sich bringen, das Auftreten von Allergien reduzieren. In einem Artikel der Zeitschrift *Clinical & Experimental Allergy* wurde berichtet, dass Kinder seltener an Allergien und Asthma leiden, wenn sie im ersten Lebensjahr, das für die Entwicklung des Immunsystems besonders wichtig ist, mit einem Hund in Kontakt kamen. Kinder, die im ersten Jahr mit einer Katze zusammenlebten, bekamen demnach später nur halb so oft eine Katzenhaarallergie[20].

Gesundheitsfaktor Leidenschaft

Lieben können wir nicht nur jemanden, sondern auch etwas. Auf die Frage, ob wir lieben, fällt uns wahrscheinlich zuallererst jenes euphorische Gefühl ein, das am Anfang mancher Beziehung steht. Auf die Frage, was wir lieben, fallen uns hingegen jene Dinge ein, für die wir brennen. Da gibt es den Orchideenzüchter, der mit besonderer Hingabe und Fingerspitzengefühl seine Pflanzen zur Ausbildung von üppigen Blütenrispen bringt. Die Autorin, die mit Begeisterung und Selbstvergessenheit ein Buch schreibt. Den Dirigenten, der bei der Interpretation einer großen Symphonie die Zeit vergisst. Die darstellende Künstlerin, die mit Hingabe an einer Skulptur oder einem Bild arbeitet. Ihnen allen ist etwas Wesentliches gemeinsam: Sie schöpfen aus ihrer Tätigkeit Sinn, Freude und Genugtuung. Letztlich zeigt das Ergebnis ihrer Arbeit, dass sie in der Lage sind, etwas Schönes, Wertvolles zu schaffen, das für andere interessant sein kann, womit sie zu einem Teil eines größeren Ganzen werden und gleichzeitig ihre Identität festigen.

Dirigenten verfügen über ein besonderes Privileg, da sie einer erfüllenden Aufgabe nachgehen können, die nicht nur sie, sondern viele Menschen in positive Schwingungen versetzt. Eins zu werden mit einem Orchester und damit die Herzen von hunderten Menschen im Saal und vielleicht die von hunderttausenden in ihren Wohnzimmern zu erreichen, muss glücklich machen. Wohl nicht zufällig sind Dirigenten Menschen, die ihrer körperlich durchaus anspruchsvollen Arbeit oft bis in ein erstaunlich hohes Alter nachgehen und lange leben.

Doch auch bei anderen exponierten Berufsgruppen können wir beobachten, wie Aufgaben, die ein Mensch mit Leidenschaft anstrebt und ausführt, Kraft geben. Dieses Phänomen begegnet uns bei hochrangigen Politikern wie dem deutschen Präsidenten Konrad Adenauer, der sein Amt mit 73 antrat, oder kirchlichen Würdenträgern wie Papst Franziskus, der wie viele Päpste vor ihm noch jenseits seines achtzigsten Geburtstages einen der Mittelpunkte des Weltgeschehens bildet und unverdrossen die Welt bereist. Etwas Spannendes, Forderndes im Leben zu machen, ist, so scheint es, besser als jede Kur. Wer dieses Glück hat, kann in jedem Alter mit den Herausforderungen wachsen. Wenn es dabei auch noch darum geht, etwas für die Gemeinschaft zu tun, ist das umso besser. Zum Glück müssen wir nicht alle Dirigenten, hochrangige Politiker oder kirchliche Würdenträger werden, um Dinge mit Leidenschaft zu tun und daraus neben Sinn und Kraft auch Gesundheit zu schöpfen. Jeder Beruf kann jeden Menschen erfüllen, wenn er zu ihm passt. Ein Tischler kann an einem Schrank mit der gleichen Hingabe arbeiten wie eine Schriftstellerin an einem Buch.

Ich beneide einen meiner Kollegen, einen Pulmologen, um seine Sprechstundenhilfe. Die Frau lässt mit ihrer Freude an ihrem Job seine ganze Praxis erblühen. Sie liebt es, mit den Patienten zu sprechen, merkt sich ihre Namen, Gesichter und Geschichten und geht darin auf, ihnen ihre ganze Aufmerksamkeit zu widmen.

Deswegen ist es so bedauerlich, wenn junge Menschen bei der Wahl ihres Berufes den Wünschen ihrer Eltern, sozialem

Prestige oder ökonomischen Perspektiven folgen statt ihrem Herzen. Ein Beruf, den wir nicht als sinnstiftend erleben, weil er nicht unseren Talenten, Ambitionen und Träumen entspricht, wird wahrscheinlich unserer Gesundheit nicht förderlich sein. Wir werden ihn mit einiger Anstrengung und wachsender Routine vielleicht irgendwann passabel ausüben, doch mangels Leidenschaft, Bestätigung und echten Erfolgen wird er uns, beziehungsweise unseren Körper, latent unter Stress setzen, mit allen Folgen für unser Herz-Kreislauf-System, unser Immunsystem und unsere kognitive Leistungsfähigkeit.

Es kommt dabei wie gesagt nicht darauf an, welcher Beruf es ist, sondern wie er zu uns passt. So kann es eine wundervolle Aufgabe sein, Geiger in einem großen und weltberühmten Orchester zu sein, aber nur für jemanden, den die Liebe zur Musik erfüllt, dessen liebstes Instrument die Geige ist und der sich gerne in eine Gruppe, die etwas gemeinsam tut, einbringt.

Ich kannte einen Geiger in einem solchen Orchester, den seine Eltern, die selbst Musiker waren, schon in jungen Jahren in diesen Beruf drängten. Seine wahre Leidenschaft für die Flora und Fauna dieser Welt ließen sie ihn nur als Hobby ausüben, für das er zunächst wegen der anspruchsvollen Ausbildung und später aufgrund der zahlreichen Tourneen nie wirklich Zeit hatte. Dieser Geiger litt unter seinem Beruf, und fatalerweise unter einer allergischen Hautentzündung ausgerechnet dort, wo sein Instrument sein Kinn berührte.

Manchmal scheinen die Sachzwänge, die uns an einen ungeliebten Beruf binden, überwältigend zu sein. Kinder, die versorgt sein wollen, scheinbar fehlende andere Optionen oder ein vorgerücktes Alter, in dem uns schon der Mut zum Wechseln fehlt und wir meinen, bis zum Ruhestand noch durchhalten zu müssen. Das sind Situationen, in denen wir uns bewusst sein sollten, dass wir damit unser Wohlbefinden und in weiterer Folge wahrscheinlich auch unsere Gesundheit belasten, und in denen wir uns umso konsequenter andere Dinge abseits des Berufes suchen sollten, die uns mit Leidenschaft erfüllen.

Etwas mit Leidenschaft zu tun, kann auch bedeuten, im lokalen Schachklub ein Turnier zu organisieren, den Garten in ein kleines Paradies zu verwandeln oder in der Garage alte Fahrräder instand zu setzen. Bob Dylan, seit fünfzig Jahren einer der bedeutendsten lebenden Sänger, pflegt seit Jahrzehnten seine Leidenschaft für Gartentore. Er sammelt auf Schrottplätzen Fahrradteile, Werkzeug, Küchengeräte, Zahnräder, gegossene Ornamente oder geschmiedete Figuren und baut daraus in einem Atelier seine Pforten.

Wir müssen nur herausfinden, was es ist, das bei uns dieses Gefühl, nützlich zu sein, gebraucht zu werden und mit einem größeren Ganzen verbunden zu sein, weckt und stärkt. Dabei müssen wir ehrlich und bescheiden genug sein, um auch für scheinbar Unbedeutendes offen zu bleiben.

Es muss nicht immer eine große Leidenschaft sein. Es geht um Dinge, die wir gerne tun. Wenn beispielsweise im Haus etwas kaputt geht, entwickle ich zumeist einen besonderen Ehrgeiz. Ich sehe mir so eine Sache an, ehe ich die Handwerker rufe, und befasse mich mit der Gebrauchsanweisung, schaue Videos dazu an und sorge dafür, dass mein Werkzeugkasten gut sortiert ist. Die Reparatur selbst macht mir Freude, und wenn die Arbeit erfolgreich erledigt ist, habe ich zudem das Gefühl, etwas Sinnvolles getan zu haben.

Die Alternative zu einer erfüllenden Tätigkeit besteht darin, uns in Frust und Bequemlichkeit zu verlieren. Frust im Berufsalltag, Bequemlichkeit in der Freizeit. Verfallen wir in beides, so geht uns ein wesentliches Element für ein zufrieden machendes und mithin gesundes Leben verloren. Die damit verbundenen Fragen werden immer drängender, je weiter wir in die Zukunft unserer immer mehr von Computern und maschineller Intelligenz durchdrungenen Gesellschaft blicken. Wenn ein Großteil unserer Arbeit von Robotern und Automaten übernommen wird, werden die neu geschaffenen zukünftigen Arbeitsplätze ein hohes Maß an fachlicher Kompetenz erfordern, das aufzubringen nur ein Teil der Gesellschaft in der Lage ist. Ein anderer Teil der Gesellschaft wird unqualifizierte Tätigkeiten verrichten. Ein weiterer großer Teil wird ohne Beschäftigung sein. Was wird das Herz dieser Menschen mit Stolz erfüllen? Was wird ihnen das Gefühl geben, etwas zu einem größeren Ganzen beizutragen? Womit können sie noch die Erfahrung der Wertschätzung durch andere machen? Was befriedigt ihr in jedem Menschen tief verankertes Bedürfnis nach Lebenssinn? Was füllt ihre Speicher mit den Lebenselixieren, die von diesen Dingen kommen? Es ist nicht nur an der Sozialpolitik, diese Fragen zu beantworten, sondern auch an der Gesundheitspolitik. Wenn weiten Teilen der Gesellschaft die Sinnstiftung durch Arbeit verloren geht, sind weitreichende Belastungen auch für das Gesundheitssystem zu erwarten. Ein Umstand, der eine grundlegende politische Auseinandersetzung der Gesellschaft mit der Zukunft erforderlich macht.

LACHEN

Die Einstellung, die wir zu den Herausforderungen im Leben haben, entscheidet darüber mit, ob und wie gut wir diese bewältigen. Wenn wir Herausforderungen von ihren bedrohlichen Seiten sehen und damit größer machen, als sie sind, wachsen unsere Bedenken und Selbstzweifel, was eine schlechte Grundlage für richtige Entscheidungen und erfolgreiches Handeln ist.

Wohlwollende Menschen in unserem Umfeld können uns, wie im vorangegangenen Kapitel dargelegt, helfen, die Dinge als das zu sehen, was sie immer auch sind: als relativ. Doch es gibt noch eine zweite wirksame Möglichkeit, scheinbar übermächtigen Herausforderungen die dunklen Schatten zu nehmen, die sie über unser Leben werfen, und die ist der Humor.

Wir sind in unserem Leben laufend Herausforderungen ausgesetzt. Das hat auch sein Gutes, denn die meisten Herausforderungen versetzen uns in die Lage, zu lernen und zu wachsen. Humor, die Fähigkeit, über Dinge, so ernst wir sie nehmen mögen, auch einmal lachen zu können, sie von ihrer heiteren Seite zu sehen und idealerweise auch über uns selbst und unsere Nöte lachen zu können, verbessert nicht nur unsere Fähigkeit, Probleme zu bewältigen. Egal, ob es um Konkurrenzsituationen im Job, Änderungen in den familiären Verhältnissen oder anstehende Prüfungen geht, Humor reduziert das Ausmaß, in dem solche Herausforderungen Stress verursachen und damit unserem Körper schaden können.

Wenn wir es schaffen, Humor in unserem Leben zu etablieren, bringt das etwas für unsere Gesundheit.

Humor lässt einen Beinbruch wahrscheinlich nicht messbar schneller heilen, aber er hat ähnliche medizinische Vorteile wie positive soziale Kontakte. Hier seien sie kurz aufgelistet: Unser Blutdruck und unsere Herzfrequenz sinken, was unter anderem gut für unsere Arterien und unser Herz ist, ebenso sinkt unser Cortisol-Spiegel, sodass unser Immunsystem seiner Aufgabe effektiver nachkommen und ungehinderter gegen Infektionen, Keime, Bakterien oder Tumorzellen vorgehen kann.

Lachen in schwierigen Zeiten ist für unseren Körper, wie wenn wir die Hände aus dem kalten Wasser nehmen und sie ein wenig in der Sonne wärmen. Wir tanken damit Energie und holen uns Kraft für das vor uns Liegende.

Ich erlebe das als Arzt laufend, denn ich begleite Menschen bei der Bewältigung einer Herausforderung, die besonders dunkle Schatten wirft. Mit der Diagnose Krebs umzugehen, gehört zweifellos zum Schwierigsten, mit dem wir konfrontiert sein können.

Obwohl heute die Mehrheit der Krebspatienten geheilt oder die Krankheit zumindest auf das Niveau einer chronischen Erkrankung reduziert werden kann, führt die Erkrankung doch bei einem Teil der Patienten zum vorzeitigen Ableben. Personen, die sich in dieser Situation befinden, legen unterschiedliche Verhaltensmuster an den Tag. So gibt es Betroffene, die ihre Krankheit von vornherein als schicksalhaft akzeptieren und ihrer Zukunft mit der Gelassenheit, zu der sie fähig sind, entgegensehen, was ihren Lebensweg erleichtert.

Dann gibt es Patienten, die ihre Erkrankung mit allen erdenklichen Mitteln bekämpfen und, sollten sie dabei letztlich erfolglos bleiben, ebenfalls die Endlichkeit ihres Lebens und die Nähe des Todes akzeptieren.

Schwer haben es jene, weniger als ein Fünftel der Patienten, die ihr nahendes Ende überhaupt nicht akzeptieren können. Diese Menschen tragen die größte Bürde, da ihr Wunsch auf Genesung nicht erfüllt werden kann. Niemand kann ihnen Heilung versprechen, und wenn sich ihr Schicksal als unabänderlich erweist, können sie es nicht annehmen. Diese Einstellung bedeutet eine schwere Belastung für die Angehörigen und das Betreuungsteam, weil die Wünsche unrealistisch und unerfüllbar bleiben. Diese Einstellung hat zudem die Tendenz, den Krankheitsverlauf zu beschleunigen, weshalb es zu den Aufgaben eines verantwortungsbewussten Arztes gehört, sie zu erkennen und mit ihr umzugehen.

Schließlich gibt es noch die Gruppe der Patienten, die selbst in dieser Situation ihren Humor bewahren. Ihr Humor entkrampft die Situation. Patienten, die es schaffen, einen den Umständen entsprechend humorvollen Umgang mit ihrer Krankheit zu pflegen, sind weniger emotional belastet und verursachen weniger Belastung. Sie leiden auch seltener unter Depressionen.

Einer meiner Patienten blieb mir für seinen besonders unbeschwerten Umgang mit seiner Erkrankung in Erinnerung. Roland Rieder, ein älterer Weinbauer, hatte eine Form von

Lymphdrüsenkrebs, bei der die Therapie in Phasen erfolgt. Immer wenn sich der Zustand des Patienten verschlechtert, tritt er in die nächste Therapiephase ein. Deshalb war Rieder besonders lange in meiner Betreuung und wir hatten Gelegenheit, uns besser kennenzulernen.

Rieder hatte immer einen Scherz auf den Lippen, egal wie schlecht es ihm ging. Dabei konnte er auch ehrlich über sich selbst lachen, eine Fähigkeit, die nicht viele Menschen besitzen und dann auch noch in einer solchen Situation bewahren. Anfangs fragte ich mich, ob er blufft, aber ich lernte ihn gut genug kennen, um das ausschließen zu können.

Es war naheliegend, dass der Mann unter den anderen Patienten bald eine besondere Rolle innehatte. Wer den Humor pflegt, dem gelingt es eher, als Mensch wahrgenommen zu werden und andere suchen eher seine Nähe. Ein Ausspruch von ihm wird mir ewig in Erinnerung bleiben: »Den Tod überlebt am Ende niemand«, sagte er. »Früher oder später bekommt es jeder mit ihm zu tun. Daher geht es nicht um den Tod selbst, sondern nur um das Früher oder Später, und das ist schon einmal etwas ganz anderes.«

Ich kann nicht quantifizieren, um wie viel er das »Früher« seines Todes mit seiner Lebenshaltung zu einem »Später« machte, doch getan hat er das wohl, und zudem hat er aus der Zeit, die ihm geblieben war, auf diese Weise wahrscheinlich das Beste gemacht. Selbst nach so vielen Jahren ist er mir als gut gelaunter, sympathischer Mensch in Erinnerung.

Wissenschaftler machen sich regelmäßig daran, die positiven Effekte des Humors und des Lachens für unsere Gesundheit in Zahlen und Daten zu gießen und mit Studien zu belegen. Eine Studie der European Society of Cardiology (ESC) etwa hat nahegelegt, dass Lachen die Blutgefäße erweitert und den Blutfluss verbessert[21].

Die Forscher ließen die Teilnehmer entweder einen lustigen oder einen dramatischen Film ansehen, ehe sie deren Gefäße untersuchten. Mehr als 300 solcher Untersuchungen ergaben ein eindeutiges Bild. Es zeigten sich Unterschiede im Durchmesser der Gefäße von dreißig bis fünfzig Prozent zwischen den Studienteilnehmern, die bei einem lustigem Film häufig gelacht hatten, und jenen, die ein spannender Film in Stress versetzt hatte.

Das Lachen hatte demnach ungefähr den gleichen Nutzen wie Aerobic-Übungen oder der Einsatz von Cholesterin-Senkern. Es ist also möglich, dass regelmäßiges Lachen als Bestandteil eines gesunden Lebensstils Herzerkrankungen vorbeugt. »Lacht jeden Tag herzlich«, empfahl jedenfalls der Leiter dieser Studie, Michael Miller.

2009 berichteten Forscher der Universität Maryland, Lachen könne vor einem Herzinfarkt schützen[22]. Sie untersuchten Testpersonen, von denen die Hälfte bereits am Herzen behandelt worden war. Die gesunden Kandidaten gaben deutlich häufiger an, über Alltagssituationen zu lachen, als die Gruppe, die bereits einen Herzinfarkt oder eine andere Herzkrankheit hinter sich hatte.

Entscheidend für den positiven Effekt schien nach Ansicht der Studienautoren allerdings nicht das Lachen selbst zu sein, sondern ein vergleichsweise entspannter Umgang mit Stress. »Wir wissen noch nicht genau, warum Lachen das Herz schützt«, kommentieren die Forscher. »Aber wir wissen, dass Stress die schützende innere Zellschicht in den Blutgefäßen schädigt, das Blut ‚verdickt', und die Blutplättchen zur Verklumpung anregt. Das kann zu ernsten Veränderungen in den Gefäßen führen, die das Herz mit Blut versorgen, und schließlich zu einem Herzinfarkt.«

Effekte des Lachens auf den Körper sind schon deshalb naheliegend, weil er dabei gleichsam Schwerarbeit leistet. Bei herzhaftem Lachen steigt der Puls auf 120 Schläge pro Minute. Volles Lachen erfasst uns als Ganzes. Wir bewegen nicht nur unseren Kopf und unsere Gesichtsmuskeln, sondern in Reflexen unseren ganzen Körper. Wenn wir lachen, sind insgesamt hundert Muskeln beteiligt, hat Carsten Niemitz, Leiter des Instituts für Humanbiologie und Anthropologie an der Freien Universität Berlin, festgestellt[23].

Beim Lachen atmen wir zudem deutlich tiefer als sonst. »Lachen versorgt die Körperzellen mit mehr Sauerstoff und durchlüftet die Bronchien, es befördert Verbrennungsvorgänge, entspannt Muskeln und regt Herz und Kreislauf an«, betont auch Michael Titze, Dozent am Märkischen Institut für Psychotherapie im deutschen Baruth/Mark[23].

Dass Lachen seine positiven Effekte auf unseren Körper nur dann entfalten kann, wenn es sich um ein offenes, freudvolles Lachen handelt, ist klar. Negative Emotionen, zu denen auch Frustration und Depressionen gehören, wirken auf das Herz-Kreislauf-System belastend. Manche Menschen entwickeln gerade in schwierigen Zeiten einen Hang zum Zynismus, der sich in einem trockenen, freudlosen Lachen manifestiert. Dass dieses Lachen wohl eher ihr Unglück, dem ihr Zynismus entsprungen ist, vertieft und die Stresseffekte steigert, liegt auf der Hand.

Gesunde Komödien

Vermutlich wissen Kabarettisten oder Produzenten von Komödien für Film und Theater gar nicht, dass sie einen wichtigen Beitrag zur Volksgesundheit leisten. Wenn ein Kabarettist einen Saal voller Menschen zum herzhaften Lachen bringt, dann verändert er zentrale biochemische Prozesse bei seinem Publikum.

Wir selbst spüren das sehr wohl, zumindest unterbewusst, sonst wären nicht ausgerechnet immer in wirtschaftlich schwierigen oder politisch angespannten Zeiten Komödien besonders stark nachgefragt. Besonders dann füllen fröhliche Filme die Kinosäle und besonders dann steht auf den Bestsellerlisten statt Thrillern und Krimis eher die heitere und leichte Lektüre.

Es gibt Menschen, die ebendiese Effekte dankenswerterweise bewusst quasi medizinisch einsetzen. In Wien zum Beispiel haben sich zwei Organisationen das Ziel gesetzt, Kinder in Krankenhäusern zum Lachen zu bringen, um Stress von ihnen zu nehmen, damit zu ihrer Heilung beizutragen und die Situation für sie leichter bewältigbar zu machen: die Roten Nasen und die Clinic Clowns. Ich selbst habe mit Susanne Rödler, der Gründerin der Clinic

Clowns, zusammengearbeitet und sie dabei schätzen gelernt. Kranke Kinder von der bedrückenden Realität abzulenken und auf heitere Gedanken zu bringen, ist ein erstrebenswertes Ziel. Nachdem der positive Effekt des Lachens nicht altersabhängig ist, war es naheliegend, das Programm der Clinic Clowns auch auf erwachsene Patienten auszuweiten.

Zwar ist es ungleich schwieriger, erwachsene Krebspatienten zum Lachen zu bringen, aber wir wollten es versuchen.

Ich vereinbarte einen Termin mit Susanne Rödler und achtete darauf, dass unser Stationsteam informiert und eingebunden war, um diesem, für damalige Verhältnisse ungewöhnlichen Experiment eine möglichst breite Unterstützung zu sichern und um die richtigen Patienten für die Besuche der Clowns auszuwählen. Es hätte wenig Sinn gehabt, Clowns zu Patienten zu bringen, die aufgrund ihrer Krankheitssituation Ruhe benötigten.

Schließlich erschienen zwei Clowns in der Klinik, die sich in einer Art Talkshow, in die sie Patienten einbanden, als Ärzte gebärdeten. Es war ein voller Erfolg. Die Patienten haben den Auftritt augenscheinlich sehr genossen und konnten wohl für kurze Zeit den Spitalsalltag vergessen.

Wir waren damals die erste Spitalsabteilung, die das Angebot der Clinic Clowns für Erwachsene angenommen hat. Mittlerweile versuchen mehrere medizinische Einrichtungen, kranke Menschen zum Lachen zu bringen. Unter anderem Demenzkranke. Bei dieser Gruppe hat sich der Einsatz lustiger Besucher ebenfalls erkennbar positiv ausgewirkt.

Lachen üben

Doch was versetzt uns in die Lage, regelmäßig lachen zu können, auch wenn wir nicht gerade in einem Kinosaal sitzen oder ein heiteres Buch vor uns haben? Insbesondere dann, wenn unsere Lage gerade gar nicht so lustig ist? Wir alle kennen Menschen, die das Talent besitzen, jede auch noch so ernsthafte Situation mit einem Scherz aufzulockern. Dieses Talent wirkt angeboren und ist es in den meisten Fällen auch. Zweifellos spielt auch hier die Genetik eine Rolle. Wir kommen mit einem größeren oder kleineren Talent für Humor zur Welt. Studien mit eineiigen Zwillingen legen das nahe. Selbst wenn beide getrennt voneinander aufwachsen, unter Lebensbedingungen, die sich deutlich unterscheiden, entwickeln beide im Laufe ihres Lebens mit der gleichen oder doch sehr ähnlichen Wahrscheinlichkeit eine Depression, da sie die gleichen genetischen Voraussetzungen dafür haben.

Ich hatte einmal einen Kollegen, der das Talent für Humor in hohem Maße besaß. Er war ein guter Wissenschaftler und machte eine glänzende Karriere. Als Bergbauernsohn in Tirol geboren, studierte er an der Universität Innsbruck und wurde später Leiter eines renommierten Forschungsinstituts.

Er sprach immer auch die unangenehmen Dinge an und stand dabei für seine Überzeugungen ein, beides Eigenschaften, die zu häufigen Konfrontationen führen und im Normalfall bei einer Karriere gerade auf dem schlüpfrigen medizinischen Parkett nicht unbedingt förderlich sind. Doch er hatte die Gabe, seine Positionen auf humorvolle Art zu äußern, was ihm und seinen Mitmenschen Stress und unangenehme Situationen ersparte, und was ihn für mich zum Vorbild in Sachen Humor machte.

Nachdem die Fähigkeit zum Humor zu einem beträchtlichen Teil erblich veranlagt ist, können wir auf unser diesbezügliches Verhalten nur teilweise Einfluss nehmen. Wir alle haben einen mehr oder weniger großen Spielraum. Diesen können wir nutzen, um Humor zu einem wichtigen Teil unseres Lebens zu machen.

Ich selbst bin mit einem durchschnittlichen Talent für Humor geboren. Mein Bruder zum Beispiel hat dafür ein größeres Talent als ich. Mit beneidenswerter Leichtigkeit kann er andere zum Lachen bringen. Ich hingegen muss mich doch ein wenig bemühen. Um mich zu Versuchen anzustacheln, andere zum Lachen zu bringen, denke ich ganz bewusst öfter an diesen Arzt aus Tirol, den ich mir in Sachen Humor zum Vorbild genommen habe.

Wenn wir solche Versuche unterlassen, dann ist das nicht nur unserer Faulheit geschuldet. Ein Witz kann auch schiefgehen oder falsch ankommen. Humor erfordert stets, dass wir ein Quäntchen Mut aufbringen und uns aus der Komfortzone ein Stück weit auf unsicheres soziales Terrain hinauswagen. Denn oft wird es erst dann lustig, wenn wir mit sprachlichen Mitteln ein wenig zu weit gehen, Tabus ankratzen, Dinge oder gar Verhaltensweisen von Personen – hoffentlich niemals Personen in ihrer Gesamtheit – ein wenig ins Lächerliche ziehen.

Es kann wirklich heikel und herausfordernd sein, mit den Mitteln des Humors Personen den Spiegel vorzuhalten, Werte, Einstellungen oder sogar Machtverhältnisse und Autoritäten ein wenig zu hinterfragen. Dies ist immer eine Gratwanderung und kann negative Konsequenzen für die anderen, die sich möglicherweise angegriffen fühlen, und in weiterer Folge für uns selbst haben, wenn wir deren Revanche zu spüren bekommen. Wer Humor üben will, tut daher gut daran, es in sozialen Umgebungen zu tun, die verzeihen, wenn es einmal zu weit geht, und uns dies auch in aller Freundlichkeit zurückmelden.

Daher lache ich besonders gerne und oft mit meiner Frau. Wir haben unsere Rituale und Scherze. Auch im Freundeskreis funktioniert mein Humor einigermaßen gut, besonders wenn ich mich an den Satz erinnere: Die Dinge bekommen die Bedeutung, die du ihnen gibst. Vieles im Leben sollten wir nicht allzu ernst nehmen.

Weiters empfiehlt es sich, Gelegenheiten für Humor ganz bewusst zu schaffen. Unsere »sozialen Essen«, wie meine Frau und ich das nennen, bringen Humor in unser Leben. An freien Tagen essen wir oft mit Familie und Freunden gemeinsam, tauschen uns aus, scherzen und pflegen dabei unseren Humor. Gesellige Runden voller gegenseitiger Wertschätzung liefern dafür den besten Nährboden, wie uns auch das Beispiel Roseto lehrt.

Der helle Grundton im Leben

In meiner Liste der fünf Dinge, die wir tun können, um gesund zu bleiben, steht der L- Begriff »Lachen« für mich aber für mehr als nur für Humor. Er steht für den kontinuierlichen Versuch, unserem Leben einen helleren Grundton zu geben, indem wir die Dinge manchmal bewusst auch von ihrer positiven Seite betrachten. Was es zugegebenermaßen erfordern kann, diese Seite erst zu finden.

Manchmal empfiehlt es sich, einfach zu lächeln, auch wenn uns gerade nicht danach ist. Mit den Reaktionen, die dieses Lächeln in unserer Umgebung und bei uns selbst auslöst, können wir einem Moment, einer Situation oder vielleicht sogar einem ganzen Tag diesen helleren Grundton geben.

Diesen helleren Grundton können wir auch erzeugen, indem wir anderen Menschen nach Möglichkeit mit freundlicher Wärme begegnen. Alleine durch die positiven Signale, die wir solchermaßen senden, öffnen wir leichter Tür und Tor für positive Interaktionen, die diesen helleren Grundton dann wiederum verstärken. Außerdem können wir mit einem Lächeln auf den Lippen, wie das meine Frau manchmal zu tun pflegt, Menschen zu etwas motivieren, was sie sonst nicht getan hätten.

Es kann so einfach sein. Vor kurzem war die Mutter meiner Schwiegertochter bei uns zu Besuch. Sie ist etwa so alt wie meine Frau, blond, und hatte ihre Haare zu einem Zopf gebunden. Dazu trug sie ein blau-weißes Oberteil und einen Gürtel mit einer besonders schön gearbeiteten Schnalle. »Du siehst wirklich gut aus«, sagte ich spontan zu ihr.

Ihr Gesicht hellte sich auf. Durch so ein kleines Kompliment kann das Wohlbefinden eines Mitmenschen gesteigert werden. Auch mir geht es so, wenn ich ein Kompliment bekomme. Es fühlt sich einfach gut an. Warum auch nicht.

Schließlich sehnen wir uns alle nach Anerkennung. Jeder möchte ein wertvolles Mitglied der Gesellschaft sein. Anerkennung ist meiner Meinung nach gleich nach der Absicherung der Grundbedürfnisse eines der wichtigsten Bedürfnisse im Leben eines Menschen.

Wir sind uns der Bedeutung dieser positiven Energie und positiver Interaktionen in unserem Leben oft zu wenig bewusst. Menschen, die sich verbittert von ihren Mitmenschen abwenden und nicht auf andere zugehen, senden keine positiven Signale mehr aus und bekommen daher keine zurück. Diesen Menschen ist gar nicht bewusst, welche Nachteile dies auch für sie selbst nach sich zieht. »Die Dinge sind nun einmal negativ«, sagen sie gerne, wenn ich sie zu einer positiveren Einstellung zu motivieren versuche. »Das ist real. Es hat keinen Sinn, es zu verdrängen.«

Es geht mir nicht darum, das Negative zu verdrängen oder gar zu negieren, sondern es bewusst wahrzunehmen, es zu analysieren und zu überlegen, wie am besten damit umgegangen werden kann. Auch dieser bewusste Umgang mit dem Negativen kann zur Erzeugung des hellen Grundtons beitragen.

In den meisten Fällen lässt sich auch das Positive finden, manchmal, indem wir einen Schritt zurück treten und das Negative in einem größeren Kontext sehen, in dem es vielleicht an Bedeutung verliert. Auf das Positive zu achten, es wahrzunehmen und mit anderen zu teilen, ist ein wichtiger Mosaikstein auf dem Weg zu gesteigerter Lebenszufriedenheit.

Dabei spielt auch eine Rolle, wie wir Menschen einschätzen und an sie herangehen. Alle Menschen haben sowohl Schatten- als auch Sonnenseiten. Es gilt, beide Seiten realistisch einzuschätzen, damit wir uns vor Enttäuschungen wappnen. Es liegt jedoch an uns, welche Seite wir betonen, mit welcher wir in Kontakt treten wollen. Wir tun sowohl unseren Mitmenschen als auch uns selbst etwas Gutes, wenn wir zuallererst das Positive in ihnen sehen. Das Negative, sofern es nicht zudringlich und bedrohlich wird, können wir allenfalls mit Nichtreaktion oder einem freundlichen Feedback ahnden. Damit erreichen wir etwas ganz Wesentliches: Sowohl deren Lebensgefühl verbessert sich, als auch unser eigenes. Und was ist das Gute im Leben, wenn nicht ein gutes Lebensgefühl?

Welchen Wert für unsere Gesundheit das haben kann, zeigt eindrucksvoll eine Studie mit dem langen Titel »Randomized controlled trial of a positive affect intervention for people newly diagnosed with HIV«[24]. Eine Studie, die sich noch mehr Beachtung durch die medizinische Fachwelt verdient hätte, als sie ohnedies bekam.

Forscher unterteilten dabei HIV-Patienten in zwei Gruppen. Die eine Gruppe ging ihrem normalen Alltag nach, die andere bekam die Aufgabe, ihren Tagesablauf mit bestimmten Vorgaben neu zu planen. Ihre Mitglieder sollten sich Aktivitäten überlegen, die sie als positiv empfanden. Jeder Tag sollte etwas enthalten, das ihnen Freude machte und sie vielleicht zum Lachen anregte. Sie sollten nicht nur über ihre Schwächen, sondern auch über ihre Stärken nachdenken, sich kleine Ziele setzen und sich freuen, wenn sie es schafften, diese zu erreichen. Sie sollten bewusst darauf achten, was gut lief, und sich in Dankbarkeit dafür üben. Dazu bekamen sie ein Sportprogramm verordnet und mussten jeden Tag Atemübungen machen.

Nach sechs Monaten untersuchten die Wissenschaftler die Anzahl der HIV-Viren im Körper bei beiden Gruppen. Die Mitglieder der Gruppe mit dem beschriebenen Programm hatten gegenüber ihren Mitpatienten eine deutlich reduzierte Viruslast.

Warum machen wir es eigentlich nicht genauso wie die Mitglieder dieser Studiengruppe? Es ist ja einfach. Hier noch einmal die Punkte zum Nachmachen als wertvoller Teil jeder Prophylaxe.

ERSTENS. Integrieren wir bewusst in jeden Tag etwas, das uns Freude macht und vielleicht zum Lachen anregt.

ZWEITENS. Denken wir nicht nur über unsere Schwächen, sondern auch über unsere Stärken nach.

DRITTENS. Setzen wir uns kleine Ziele und freuen wir uns, wenn wir es schaffen, sie zu erreichen.

VIERTENS. Achten wir bewusst darauf, was gut läuft, und üben wir uns in Dankbarkeit dafür.

FÜNFTENS. Überdenken wir Ereignisse, die stressbelastend waren und überlegen wir, was daran positiv war.

SECHSTENS. Versuchen wir täglich kleine Freundlichkeiten auszutauschen, da diese zu einer positiven Grundstimmung führen.

SIEBTENS. Nehmen wir uns täglich ein paar Minuten Zeit für Atemübungen, um Achtsamkeit zu praktizieren.

Das unheilvolle Dogma des positiven Denkens

Die Suche nach den positiven Seiten im Leben darf freilich nicht zum Zwang werden. Den Satz »Sie müssen das positiv sehen« würde ich niemals zu einem Patienten sagen, der zum Beispiel an Knochen-, Lungen- oder Hautkrebs leidet. Ich sage in so einem Fall vielmehr einen Satz wie diesen: »Wir werden gemeinsam versuchen, den bestmöglichen Weg für Sie zu finden. Das betrifft sowohl Ihre Behandlung selbst, als auch Ihren Umgang mit der Situation und ganz besonders Ihr persönliches Wohlbefinden.«

Zwanghaftes positives Denken halte ich für geradezu schädlich. Aus dem positiven Denken hat sich in den vergangenen Jahrzehnten ein unheilvolles Dogma entwickelt. Die Botschaft, »du musst nur positiv denken, dann wird alles gut« impliziert auch, dass Kranke selbst schuld an ihrer Krankheit sind, weil sie eben nicht positiv genug gedacht haben, und dass ihre Erkrankung nicht den erhofften positiven Verlauf nimmt, weil sie nach wie vor nicht dazu in der Lage sind. Das österreichische Nachrichtenmagazin Profil ist einmal mit dem Aufmacher »Krebs – Erkrankung der Psyche« auf der Titelseite erschienen. Das Tragische dabei ist die Schuldzuweisung und die Stigmatisierung von Menschen, so als wäre ausschließlich ihr Seelenleben für die Erkrankung verantwortlich. So weit daneben zu liegen, zeugt von dilettantischem Journalismus. Nur Ungebildete hängen heute noch solch überholter Philosophie an.

Es kommt mir vor wie im Mittelalter, als jede Unbill auf schiefen Gottessegen zurückgeführt wurde. Im Biologieunterricht an unseren Schulen wird heute klar gemacht, dass Krebs als Folge einer unglücklichen Anhäufung von Defekten in unserem Genom, der Steuerzentrale in unseren Zellen, entsteht. Tatsächlich kommt es im Laufe unseres Lebens zu zunehmend mehr Defekten in unseren Genen, die zum Großteil ohne gravierende Folgen bleiben. Erst wenn bestimmte Defekte in ein und derselben Zelle auftreten, kann die Katastrophe ihren Lauf nehmen.

Angesichts dieser Fakten zu glauben, dass die Empfehlung »du musst einfach positiv denken« die Naturkatastrophe wieder rückgängig machen kann, ist reichlich naiv und leider extrem kontraproduktiv, da von Patienten gefordert wird, das Unmögliche möglich zu machen, nämlich mit sogenannten positiven Gedanken die Erkrankung rückgängig zu machen.

Wenn Patienten genötigt werden, unrealistische Ziele anzustreben, kann dies letztlich zu einer fundamentalen Enttäuschung führen. Zu meinen, Lungenkrebs im Stadium 4 ließe sich durch festen Glauben an eine Wunderheilung überleben, ist nun einmal unrealistisch. In solchen Situationen empfehle ich Patienten, sich darauf zu konzentrieren, die positiven Erlebnisse und Erfahrungen, die ihnen noch bevorstehen, bewusster wahrzunehmen. Es gibt einen klaren Unterschied zwischen der Konzentration auf das Positive im Leben und zwanghaftem Schönreden sowie falschen Hoffnungen. Dies alles gilt nicht nur für Krankheitssituationen, sondern für alle Aspekte unseres Lebens. Fortwährend sind wir dazu angehalten, den helleren Grundton zu fördern, ohne jedoch alles rosarot einzufärben.

Wo das Lebensglück liegt

Lebensglück ist nicht eine Ansammlung von spontanen Momenten des Glücksempfindens, sondern eine Grundkonstante einer hohen Lebenszufriedenheit, die mit emotionalem Wohlbefinden einhergeht. Die Verwendung des Wortes »Glück« könnte hier falsche Assoziationen wecken. Glück steht gemeinhin dafür, dass die positivste aller Möglichkeiten sich realisiert, was eher oder gar nicht zu erwarten war, somit für einen hohen, nie erfüllbaren Anspruch auf so etwas wie eine lebensbegleitende Hochstimmung. Daher vermeide ich das Wort »Glück« hier lieber und spreche stattdessen von Lebenszufriedenheit, und dies nicht deshalb, weil Glück kein »L-Begriff« ist. Der Begriff »Lebenszufriedenheit« kommt dem, was ein gutes Leben ausmacht, näher. Auch darüber konnte ich aus meiner Perspektive als Onkologe auf das Menschliche einiges lernen. Meine wesentliche Erfahrung hierbei ist, dass wir diese Lebenszufriedenheit selbst unter widrigsten Umständen erlangen können.

Ich erlebe immer wieder Patienten, die selbst mit einer Krebsdiagnose so etwas wie Lebenszufriedenheit entwickeln. Sie gehören, wie schon vorhin erwähnt, jener Gruppe an, die so eine Erkrankung als schicksalhaft empfinden und dann sogar Humor und Selbstironie entwickeln können. Sie nehmen das Schicksal an, ohne dass es massiv ihre Befindlichkeit stört, versuchen, weiterzuleben wie bisher und eben das Beste daraus zu machen.

Diese Menschen haben die Gabe, sich an kleinen Dingen zu erfreuen. Sie gehören im Allgemeinen nicht zu jenen, die sich verbissen durchs Leben kämpfen und die unbedingt Karriere machen wollen. Sie sind keine Getriebenen, die ständigen Erfolgsdruck spüren.

Manche von ihnen glauben an Gott. Der Glaube hat auf menschliches Verhalten einen wesentlichen Einfluss. In jeder Gesellschaft gab und gibt es den Glauben an einen Gott oder an mehrere Götter, und dies aus gutem Grund. Atheisten können sich in Notsituationen nirgends hinwenden, während gläubige Menschen die Möglichkeit haben, sich an eine klare Instanz mit übernatürlichen Fähigkeiten zu wenden und Hilfe zu erbitten. Für Gläubige gibt es immer noch einen Ort, an dem die Naturgesetze der Sterblichen außer Kraft sind, und eine Hoffnungsquelle, die alles wieder gut machen kann. Dies erleichtert gläubigen Menschen, mit den Unzulänglichkeiten des irdischen Lebens klarzukommen und positive Gefühle zu entwickeln, wie Teil eines geordneten Universums zu sein oder Trost und Hoffnung zu finden. Schon deshalb hätte ich als Arzt niemals den Glauben eines Patienten auf göttliches Wirken in seinem Leben in Frage gestellt, auch wenn eines klar ist: Seitdem die Medizin beachtliche Fortschritte gemacht hat und ihre Testmethoden präziser geworden sind, ist der Nachweis von Wunderheilungen oder sonstigen göttlichen Interventionen, zum Beispiel in Lourdes, aber auch anderen Heilungsorten, nicht mehr gelungen.

Lebenszufriedenheit bei Krebspatienten resultiert daraus, dass sie sich auf Dinge konzentrieren, die ihnen wichtig sind, ihnen Erfüllung geben und Freude machen. Dazu gehört auch, sich von den Lebensgewohnheiten, die den Alltag in Beschlag nehmen, ohne uns inneren Nutzen zu bringen, loszulösen. Ein signifikantes Lebensereignis wie eine schwere Erkrankung kann uns lehren, einfache Dinge des Lebens wieder eher wertzuschätzen. Wir üben uns dann leichter in Dankbarkeit, eine Übung, die uns allen immer gut tut, weil sie uns aus dem Grübeln über die Zukunft oder die Vergangenheit stärker in den gegenwärtigen Moment führt, in dem so etwas wie Lebenszufriedenheit am ehesten zu finden ist.

Selbst Menschen mit dem Locked-in-Syndrom, in dem die Betroffenen zwar bei Bewusstsein, jedoch körperlich fast vollständig gelähmt und unfähig sind, sich sprachlich oder durch Bewegungen verständlich zu machen, die also buchstäblich in ihrem Körper eingesperrt sind, sind in der Lage, innere Zufriedenheit zu empfinden.

Dieser Nachweis gelang Forschern am Genfer WYSS Center mithilfe eines Elektrodenhelms. Er diente als Schnittstelle zwischen einem Computer und den Gehirnen von vier Patienten mit diesem Syndrom[25]. Die Forscher konnten durch

Messungen von Veränderungen im Sauerstoffgehalt in den Blutgefäßen verschiedener Gehirnregionen die Emotionen der Patienten erfassen. Sie kamen zu dem Schluss, dass alle untersuchten Patienten ein emotionales Wohlbefinden erreichen konnten, das sie selbst als Glück und Zufriedenheit bezeichneten.

Die Glücksforschung interessiert mich, seit ich die »Anleitung zum Unglücklichsein« des Philosophen und Psychotherapeuten Paul Watzlawick las[26]. Er zeigt darin, wie wir unserem möglichen Glück ständig selbst im Wege stehen. Etwas, das wir wohl leichter bei anderen als bei uns selbst zu beobachten in der Lage sind.

Ich denke dabei immer an einen Mann mit durchschnittlichem Einkommen, der sich ein Haus ausgerechnet dort kauft, wo die Superreichen ihre Villen haben. In dieser Gegend kann er sich nur ein kleines Haus leisten. Mit diesem kleinen Haus schneidet er beim zutiefst menschlichen Vergleich mit seinen Nachbarn immer schlecht ab.

Das schadet womöglich seiner Lebenszufriedenheit. Würde er genau das gleiche Haus in einer Gegend mit Menschen mit vergleichbarem Einkommen kaufen, wäre das eine bessere Voraussetzung zum Erreichen von Zufriedenheit. Dabei geht es wohl um zweierlei. Wir müssen erstens verstehen, was so eine Situation für uns und unser Wohlbefinden bedeutet. Zweitens müssen wir, falls wir uns bereits in einer solchen Lage befinden, die Kraft, den Mut und das Engagement aufbringen, um sie auch zu ändern. Das Zweite scheint oft schwieriger zu sein als das Erste.

Die Frage ist auch, was es zu erreichen gilt. Was wollen wir eigentlich? Was schafft für den Einzelnen Zufriedenheit? Tatsächlich gibt es nicht allzu viele Menschen, die aufgrund ihrer Persönlichkeitsstruktur in beinahe jeder Lebenssituation ein ehrliches Lächeln auf den Lippen haben und sich an ihrem Dasein trotz aller Höhen und Tiefen erfreuen können. Die Allermeisten finden ihre Lebenszufriedenheit wohl irgendwo zwischen Glück und Unglück. Ein Hochgefühl lernen wir umso mehr zu schätzen, je besser wir auch gegenteilige Gefühlsempfindungen kennen. Es gibt Berge und Täler in unserer Gefühlswelt, was gut ist, sonst wäre alles nur eine langweilige Ebene.

Eine Grundvoraussetzung muss für unsere Chance auf Lebenszufriedenheit freilich erfüllt sein: Ökonomische Sicherheit. Jeden Tag um unser Auskommen kämpfen zu müssen, ist eine beträchtliche Bürde. Da kann sich Zufriedenheit erst dann einstellen, wenn wir die ökonomische Grundlage für unsere Existenz soweit gesichert haben, dass wir halbwegs sorgenfrei in den Tag gehen können. Wenn diese Sorgenfreiheit erst einmal gegeben ist, liegt das Weitere vor allem an uns selbst.

In unserer Gesellschaft suchen viele Menschen Zufriedenheit in der Anhäufung von materiellem Besitz. Ihnen möchte ich zu bedenken geben, dass noch keiner meiner Patienten, der sein Leben an dessen tatsächlichem oder zumindest im Raum stehenden Ende mit klarem Blick resümierte, Besitz noch als Zufriedenheitsfaktor erwähnt hat. Auch die Glücksforschung ist zu dem Ergebnis gelangt, dass unsere Lebensfreude nicht weiter steigt, wenn wir deutlich mehr als nötig besitzen. Werden Menschen am Ende ihres Lebens gefragt, was sie in einem neuen Leben anders machen würden, dann geben sie folgende Ratschläge:

1. Tu, was du gerne tust.
2. Erlaube dir selbst, der zu sein, der du bist und gib nicht vor, etwas zu sein, nur weil du glaubst, etwas sein zu müssen.
3. Widme deinen Freunden mehr Zeit.
4. Unterscheide genauer zwischen Arbeit und Freizeit und gib letzterer mehr Raum.

Diese Ratschläge lassen sich gut vereinbaren mit dem, was ich in diesem Buch zum Erzielen von Lebenszufriedenheit empfehle. Es geht um ein stabiles und wohlwollendes persönliches Umfeld. Um eine erfüllende und sinnstiftende Aufgabe. Um gesunden Realismus, nicht nur bei der Wahl der Gegend, in der wir uns ein Haus bauen, sondern ganz besonders auch bei der Partnerwahl und der Wahl unserer Freunde.

Wenn wir jung sind, haben wir häufig unrealistische Vorstellungen. Ein Partner sollte aussehen wie ein Filmstar, intelligent sein wie Albert Einstein, wohlhabend wie Bill Gates und ausschließlich Augen für uns selbst haben. Der Traum von Märchenprinzen und Prinzessinnen macht die Partnersuche schwieriger. Zudem bleibt unsicher, ob das Glück beim Finden solcher Märchenfiguren auch auf Dauer gewährleistet ist.

Zu den Dingen, die ich aus meiner Beschäftigung mit der Glücksforschung für mich selbst mitgenommen habe, gehört der Wert der Dankbarkeit, den ich schon erwähnt habe. Dankbar zu sein für das, was uns zuteil geworden ist, ist auch Teil einer gesunden Lebenseinstellung. Ich meine damit nicht nur gesellschaftlichen Status, ökonomische Ressourcen oder Familie und Freunde. Ich meine auch die genetische Grundausstattung, Talente und Fähigkeiten, die wir von der Natur mitbekommen haben und die wir in unserem Leben soweit wie möglich weiter entwickeln.

Wir müssen die Bedeutung unserer genetischen Ausstattung zur Kenntnis nehmen. Niemand kann derzeit beeinflussen, welche Talente, welcher Intelligenzquotient, welche Haar- oder Augenfarbe und welche Körpergröße uns in die Wiege gelegt wird. Der Mix der meisten Erbfaktoren, die wir von unseren Eltern mitbekommen, beruht auf purem Zufall. Selbst die intelligentesten Eltern können ein wenig begabtes Kind zur Welt bringen und umgekehrt. Die Evolution wollte es dann eben so, und bisher kann sich niemand ihrem Wirken entziehen. Unser genetisches Programm bestimmt zu einem beträchtlichen Teil, was uns ausmacht.

Von großer Bedeutung ist auch die Prägung in der frühen Kindheit, die besonderen Einfluss auf die Persönlichkeitsentwicklung ausübt. Wenn wir davor die Augen verschließen, werden wir nie zufrieden sein. Wenn unsere Grundausstattung mit mehr als 20.000 Genen keine besonderen Fähigkeiten und Talente vorsieht, so müssen wir dies wohl widerwillig akzeptieren und das Beste daraus machen. Wichtig ist, zu erkennen, welche Fähigkeiten in uns schlummern. Wenn unser Genprofil und damit unsere körperliche Konstitution nicht geeignet ist, Marathonläufe zu gewinnen oder in internationalen Opernhäusern tausende Menschen mit wohlklingender Stimme zu fesseln und zu begeistern, macht es wenig Sinn, solchen Zielen nachzujagen.

Daraus ergibt sich zwangsläufig die Frage, wie wir überhaupt erkennen können, über welche Talente wir verfügen. Zuallererst müssen wir uns davon lösen, zu fragen: »Was will ich?«

Stattdessen sollten wir fragen: »Was kann ich?« Mit der Antwort auf diese Frage schaffen wir den Boden, auf dem wir unsere weiteren Schritte setzen können. Worin sind wir gut? Was fällt uns leichter als anderen? Was können wir wozu beitragen? Diese Fragen müssen wir uns immer wieder stellen, um dem, was an Potential in uns schlummert, auf die Spur zu kommen. Wir schaffen dies umso eher, je eher wir Herausforderungen annehmen, statt zu kneifen.

Erst wenn wir unsere Talente konsequent erkennen und entwickeln, können wir die Fragen stellen und die Entscheidungen treffen, die uns am Ende zufrieden machen.

Wenn wir in der für uns falschen Sache gut zu sein versuchen, vielleicht, weil wie bei jenem Geiger seine Eltern oder bestimmte soziale Zwänge es so wollten, dann kann dies in Hinblick auf unsere Veranlagung unrealistisch und aus psychologischer Sicht tragisch sein. So skurril und tragisch wie ein Haflinger, der versucht, sich unter den Lipizzanern der Spanischen Hofreitschule in Wien zu bewähren, statt mit seinen Qualitäten Kraft, Ausdauer und Widerstandsfähigkeit Erfolg zu haben.

Darüber hinaus spielen Zielstrebigkeit und Disziplin eine große Rolle. Diese beiden Eigenschaften versetzen uns in die Lage, scheinbar unüberwindliche Hürden doch zu überwinden. Dale Carnegie zum Beispiel, hat in seinem inspirierenden, vom Leben im Moment handelnden Buch »Sorge dich nicht, lebe« geschildert, wie er eine offenbar vererbte Schwäche überwunden hat. Er hat als Kind gestottert. Mit diesem Manko wäre er niemals zum Inbegriff des amerikanischen Selfmade-Mannes geworden, der er auch heute, lange nach seinem Tod, noch ist. Mit starkem Willen und eiserner Disziplin überwand er das Stottern, unter anderem mit Sprachübungen, bei denen er mit Steinen im Mund versuchte, seine Aussprache zu verbessern.

In unserem Streben, uns weiterzuentwickeln, dürfen und sollen wir auch träumen, jedoch die Realität dabei im Auge behalten. Ein querschnittgelähmter Rollstuhlfahrer, der nur noch davon träumt, eines Tages wieder einen Marathon zu laufen, wird es schwer haben, je wieder glücklich zu werden. Er tut besser daran, sich auf die Dinge zu konzentrieren, die ihm seine neue Situation ermöglicht, und von der Realisierung dieser Möglichkeiten zu träumen.

Liebe ist eine chemische Reaktion

Wenn sich in unserem Leben so etwas wie Lebenszufriedenheit einstellen soll, geht es auch darum, innere Hemmnisse aus dem Weg zu räumen, die dafür verantwortlich sein können, dass wir auch unter den besten Voraussetzungen unglücklich bleiben. Schwere Traumen in der Kindheit, verursacht zum Beispiel durch lieblose oder sogar physisch oder psychisch gewalttätige Elternteile, können für solche Hemmnisse verantwortlich sein. In solchen Fällen ist Aufarbeitung des Erlebten mit Hilfe von sehr verständnisvollen Partnern und Freunden oder auch im Rahmen einer psychotherapeutischen Begleitung sinnvoll.

Allerdings sollten wir nicht nur gemäß dem Dogma von Sigmund Freud, das die gesamte Psychotherapie von Beginn an prägt, in unserer Kindheit graben. Die moderne medizinische Forschung wird Freud vermutlich noch von seinem Sockel stoßen, denn seine Thesen basieren auf dem Wissensstand seiner Zeit. Er hat einiges außer Acht gelassen, das wir heute als gegeben annehmen. Dazu gehören die bei jedem Menschen unterschiedlichen genetischen Voraussetzungen zur Erlangung von Lebenszufriedenheit sowie die körperlichen Ursachen, die negatives emotionales Empfinden und Depressionen auslösen können. Freud sei zugute gehalten, dass das Wissen darüber zu seiner Zeit noch begrenzt war, und das ist es nach wie vor. Doch die Forschung wird in Zukunft viele der sogenannten psychischen Erkrankungen, die wir heute mit langwierigen Psychotherapien in den Griff zu bekommen versuchen, durch medizinische Interventionen auf molekularer Ebene beseitigen, ganz so einfach wie wir heute eine Blasenentzündung erfolgreich behandeln können.

Zur Veranschaulichung für die Macht molekularer Eingriffe in unseren Organismus, mit denen sich unser emotionales und körperliches Wohlbefinden beeinflussen lässt, mag folgendes Beispiel dienen: Wenn bei jüngeren Frauen, die an hormonempfindlichem Brustkrebs erkrankt sind, eine Hormonblockade gemacht wird, die zum abrupten Abfall der Sexualhormone führt, kommt es bei fast allen Betroffenen zu subjektiv unterschiedlich ausgeprägten Störungen der Befindlichkeit. Dazu gehören plötzlich auftretende Schweißausbrüche, schlechter Schlaf, Unruhe und sogar depressive Verstimmung. Würden die Folgen des abrupten Hormonentzugs durch Zufuhr der unterbundenen Hormone neutralisiert werden, so würden diese Beschwerden innerhalb weniger Stunden wieder abklingen. Klarerweise würde Psychotherapie hier nichts oder wenig ausrichten, da die Beschwerden hormonell und nicht durch psychische Traumata bedingt sind.

Ein weiteres Beispiel für medizinisch zu behandelnde psychische Probleme sind körperliche Veränderungen wie zum Beispiel Durchblutungsstörungen im Gehirn nach einem Schlaganfall, die bei bestimmten Personen zu Depressionen führen können.

Auch in der Onkologie gibt es derartige Phänomene, die nur bei subtiler Betrachtung der Betroffenen erkennbar werden, zumal sie nur bei einem kleinen Teil der Patienten auftreten, jedoch von großer Tragweite sein können. Kommt es nämlich bei diesen zu einer Tumorprogression, kann sich die Stimmungslage dramatisch bis hin zu einer Depression verschlechtern. Wird die Erkrankung erfolgreich behandelt und damit eine Rückbildung der Krebserkrankung erreicht, kommt es in der Regel wieder zu einer deutlichen Verbesserung des psychischen Befindens bzw. zu einem Abklingen der Depression.

Wir können davon ausgehen, dass es zahlreiche bisher nicht bekannte somatische Ursachen für negatives emotionales Empfinden und depressive Verstimmung gibt. Heute sind wir noch nicht in der Lage, die somatischen von den psychischen und psychosomatischen Ursachen klar zu unterscheiden. Wahrscheinlich ist die molekulare Basis entsprechender Befindlichkeitsstörungen ziemlich ähnlich oder teilweise sogar ident. In Zukunft werden wir diese Ursachen genauer ermitteln und deren Symptome erfolgreich behandeln können.

Der weite Bereich somatischer Ursachen für Angstzustände, Panikattacken, mangelnde Lebenszufriedenheit und depressive Verstimmungen birgt leider nach wie vor viele Geheimnisse, und die Zeit zu ihrer Entschlüsselung drängt. Denn in unserer modernen Gesellschaft finden sich immer mehr Menschen, die trotz ökonomischem Wohlstand und Geborgenheit in der Kindheit im Erwachsenenalter an psychischen Befindlichkeitsstörungen leiden. Solche Störungen treten paradoxerweise vermehrt mit dem Erreichen eines gewissen Wohlstandes auf, wenn der Druck der Existenzsicherung wegfällt.

Genau das Gegenteil ist in totalitären Regimen zu beobachten. Dort besteht tatsächlich eine geringere Neigung zu psychischen Störungen, weil die Menschen in solchen Regimen eher geneigt sind, ihre emotionalen Beschwerden auf den übermächtigen Druck von außen zurückzuführen, was diese leichter erträglich macht. In unserer vergleichsweise freien Gesellschaft hingegen können wir unsere emotionalen Beschwerden nicht so einfach der Gesellschaft anlasten und somit verdrängen. Wir sind eher darauf zurückgeworfen, die Probleme bei uns selbst zu suchen, was nicht so leicht zu ertragen ist.

Bei der Kriegs- und den frühen Nachkriegsgenerationen überlagerte der Überlebenskampf und später das allgemeine Leistungsdenken das Wahrnehmen von psychischen Beschwerden. Es mag sein, dass wir psychische Befindlichkeitsstörungen heute deutlicher wahrnehmen, auch weil heute mehr die Frage der Qualität und nicht mehr jene der Erhaltung unseres Lebens im Vordergrund steht. Dennoch hat es den Anschein, dass Beeinträchtigungen unserer Gemütslage zunehmen.

Die Erforschung des komplexen Zusammenspiels von äußeren Einwirkungen und körperlichen Veränderungen und daraus resultierenden psychischen Konsequenzen ist nach wie vor extrem schwierig, da es derzeit nicht möglich ist, die molekularen Gegebenheiten der Zellen unseres Gehirns quasi in Echtzeit so zu erforschen, wie wir es bei anderen Körperzellen heute schon können. Dies ist derzeit das größte Hindernis bei der dringend notwendigen Entschlüsselung der molekularen Regulation des wichtigsten Organs unseres Körpers, unseres Gehirns.

Erst wenn derartige Untersuchungen durch neue Technologien möglich werden, wird langsam Klarheit über die Entstehung unserer Gedanken und Gefühle erarbeitet werden können. Dieses Verständnis ist die Voraussetzung für die Entwicklung von Medikamenten, die unser seelisches Wohlbefinden in kurzer Zeit und ohne Notwendigkeit aufwendiger Psychotherapien wieder herstellen können.

Es gibt einen Werbefilm, dessen zentrale Botschaft mich damals, als ich ihn zum ersten Mal sah, aufhorchen ließ und sich fest in mein Gedächtnis eingeschrieben hat. Der Film stammt vom Chemiekonzern BASF, und die Botschaft, die er vermittelt ist ganz klar und einfach, wiewohl sie uns Menschen oft nicht bewusst ist. Der zentrale Satz lautet: »We believe love is a chemical reaction.« (Wir glauben, Liebe ist eine chemische Reaktion). Damit bringen sie unser gesamtes emotionales Gefüge auf einen Punkt: Alles, was wir fühlen und denken, ist auf molekularbiologische Vorgänge zurückzuführen.

Nachdem daran nicht zu zweifeln ist, wird es logischerweise medikamentöse Eingriffe geben, die unsere Gefühlslage in verschiedene Richtungen lenken können. Freude, Liebe, Zufriedenheit und andere Gefühlsempfindungen werden sich durch Medikamente präzise induzieren lassen, fast so einfach wie wir heute Licht an- und abschalten.

Bis es soweit ist und auch wirklich alle Nebenwirkungen solcher Medikamente ausgeschaltet sind, müssen wir uns selbst um die Entwicklung einer gesunden Lebenszufriedenheit bemühen.

LERNEN

Wer immer sich ins Schlaraffenland wünscht, sollte hoffen, dass sein Wunsch niemals in Erfüllung geht. Denn ein längerer Aufenthalt in diesem fiktiven Land aus diversen Märchen täte uns gar nicht gut. Wenn alles von selbst im Überfluss vorhanden wäre, wenn allerlei Getier bereits vorgegart und mundfertig umherhüpfen und -fliegen würde, wenn in den Flussbetten Milch, Honig und Wein statt Wasser fließen, die Häuser aus Kuchen bestehen und statt Steinen Trüffeln herumliegen würden, wenn die wichtigste Tugend aller Menschen das Genießen in Form müßigen Herumliegens wäre und Fleiß und harte Arbeit geächtet wären, dann würde das eine Reihe bedrohlicher degenerativer Prozesse in unserem Körper auslösen.

Dies nicht nur im Hinblick auf Übergewicht, hohen Blutdruck, Zuckerkrankheit und die damit verbundenen Folgen. Vielmehr würde unser Gehirn verkümmern, wenn wir nicht mehr gezwungen wären, uns mit unserem Fortkommen und der Welt an sich auseinanderzusetzen. Wenn wir alle Dinge, nach denen wir heute streben, nach beruflichem Erfolg, Status, Vermögen und Netzwerken, automatisch und ganz von selbst bekommen, würde mit unserem Gehirn das Gleiche passieren, das mit allen anderen Teilen unseres Körpers passiert, wenn wir sie nicht mehr benutzen. Auch das Gehirn braucht Training, um Leistungsfähigkeit, das Erinnerungsvermögen und kognitive Fähigkeiten aufrecht zu erhalten. Die Folgen einer Reduktion dieser Leistungsfähigkeit wären weitreichender, als die meisten Menschen denken.

Naheliegend ist, dass uns die tägliche Stimulierung unseres Gehirns vor Demenz und Alzheimer schützt[27]. Es ist wissenschaftlich gut belegt, dass Schauspieler berufsbedingt ein geringeres Risiko haben, an Alzheimer zu erkranken, so lange sie immer wieder neue Rollen einstudieren müssen. Bei Wegfall dieses Stimulus steigt das Risiko dieser Erkrankungen auf das Niveau der Gesamtbevölkerung an. Ähnliches gilt für Taxifahrer, die es aufgegeben haben, aufgrund ihres Gedächtnisses durch die Stadt zu navigieren und das Finden der optimalen Wege stattdessen modernen Navigationsgeräten überlassen[28]. Bei ihnen besteht ein erhöhtes Risiko, dass ihre Gedächtnisleistung nachlässt.

Doch wir würden im Schlaraffenland nicht nur verblöden, die Degeneration unseres Gehirns hätte auch fatale Folgen für unseren Körper. Denn es gilt beides: Was in unserem Körper geschieht, hat Rückwirkungen auf unser Gehirn, und was in unserem Gehirn geschieht, hat Rückwirkungen auf unseren Körper.

Die Wechselwirkungen zwischen Gehirn und Körper

Die Rückwirkungen der Abläufe in unserem Körper auf unser Gehirn sind uns einigermaßen vertraut. Wenn wir Sport betreiben, verändert das die Chemie in unserem Gehirn. Wir schütten Endorphine aus, woraufhin sich das molekulare Gefüge in unserem Gehirn verändert.

Jeder, der gerne joggt, schwimmt oder Tennis spielt, weiß, dass körperliche Aktivitäten auf diese Weise Wohlbefinden auslösen.

Auch bei Massagen und bestimmten anderen komplementärmedizinischen Maßnahmen wie zum Beispiel Therapeutic Touch, Akupunktur, Yoga und Shiatsu, ist die Rückwirkung körperlicher Aktivitäten auf unser Gehirn evident. Ebenso beim Sex, von dem schon der Augustinermönch Martin Luther meinte:

*In der Woche zwia
schaden weder ihm noch ihr,
macht ihm Jahre 104.*

Wie stark die Reaktion des Gehirns auf derartige körperliche Stimuli ausfällt, variiert von Mensch zu Mensch. Manche Menschen können siebzig Kilometer laufen, ohne jegliche Euphorie zu spüren, andere haben nach 500 Metern ein so genanntes »Runner's High« und fühlen sich besser.

Die Rückwirkungen körperlicher Ereignisse auf unser Gehirn gibt es freilich auch in weniger angenehmen Bereichen. Eine Bekannte von mir war bei einem österreichischen Fernsehsender in leitender Funktion tätig. Eines Tages spürte sie Schmerzen in der Wirbelsäule. In einem Beruf, den die Menschen hauptsächlich im Sitzen verbringen, ist das nichts Ungewöhnliches. Ein Röntgenbefund zeigte allerdings keine Verletzungen der Bandscheiben. Also ließ sie sich zunächst mit Massage behandeln. Aber die Schmerzen wurden stärker. Sie nahm Schmerzmittel. Aber auch die brachten nichts. Schließlich wurden die Schmerzen so stark, dass sie sich entschloss, der Sache wirklich auf den Grund zu gehen. Mit einer

Magnet-Resonanz-Untersuchung, die das Problem aufzeigte: Eine Zyste an der Wirbelsäule, die auf einen Nerv drückte. Es hätte sie schlimmer treffen können. Die Zyste wurde punktiert, also die Flüssigkeit aus dem Inneren der Zyste abgesaugt. Das hat geholfen. Der Schmerz war mit einem Schlag verschwunden.

Allerdings haben Zysten eine unangenehme Eigenschaft. Sie neigen dazu, sich wieder mit Flüssigkeit zu füllen. So war es auch in ihrem Fall. Nach nur wenigen Tagen hatte sie wieder Schmerzen. Daher war klar, dass nur mehr eine Operation helfen konnte. Die Zyste musste entfernt werden.

Nun war meine Bekannte zu dieser Zeit beruflich sehr eingespannt. Konkret musste sie sich gegen eine Konkurrentin durchsetzen, die es auf ihren Posten abgesehen hatte. Daher behalf sie sich weiter mit Schmerzmitteln und verschob den ersten Operationstermin. Und zwar gleich um mehrere Wochen.

Derweilen wurden die Schmerzen immer stärker.

Mit zweimonatiger Verspätung fand schließlich die Operation statt. Die Zyste wurde erfolgreich entfernt.

Aber die Schmerzen waren noch da. Und die Schmerzmittel halfen weniger denn je.

Verzweifelt wandte sich meine Bekannte an die behandelnden Ärzte und konsultierte noch andere medizinische Einrichtungen. Es wurden neue Untersuchungen durchgeführt. Letztlich war jedoch die Antwort, die sie erhielt, überall die gleiche: Schmerzgedächtnis. Der Schmerz hatte sich chronifiziert. Das Problem lag nicht mehr an ihrer Wirbelsäule, sondern an den Neuronen in ihrem Gehirn.

Schwere körperliche Verletzungen oder schmerzende Organe können ein solches Schmerzgedächtnis auslösen. Dabei führt ein unzureichend behandelter Schmerz zu subtilen Veränderungen des molekularen Gefüges in bestimmten Nervenzellen, wodurch wir auch ohne weiteren Schmerzreiz noch dieselben Schmerzen verspüren wie zuvor.

Meine Bekannte wollte es nicht glauben. Bis einer der Ärzte ihr diese traurige Tatsache bewies. Er führte eine lokale Anästhesie durch, genau dort am Rücken, wo sie die Schmerzen zu spüren glaubte. Obwohl die Stelle ringsherum vollkommen betäubt war, spürte sie die starken Schmerzen an ihrer Wirbelsäule immer noch. Nadelstiche an der betäubten Stelle jedoch nicht mehr.

Ihre Schmerzen sind bis heute nicht vergangen.

Mit der Zeit kann sich das molekulare Muster im Gehirn wieder dem Normalzustand angleichen, aber das kann viele Monate, manchmal Jahre dauern.

Ähnliches passiert bei Menschen, die den Verlust eines geliebten Partners zu beklagen haben. Bei diesen ist es durch die Nähe zum Partner zu Veränderungen der molekularen Signatur in bestimmten Gehirnarealen gekommen. Ist der Partner mit einem Mal nicht mehr da, führt die Diskrepanz zwischen Engramm und Realität zu Schmerz und Trauer. Mit der schrittweisen Löschung dieser Engramme kommt es auch zum Abklingen des Trauerschmerzes.

Ähnlich lässt sich der Phantomschmerz erklären. Dabei fühlt ein Patient zum Beispiel Schmerzen im Unterschenkel, obwohl dieser wegen eines Tumors oder wegen einer schweren Gefäßerkrankung bereits amputiert worden ist. Die langfristige Entwicklung der Schmerzempfindung kann sehr unterschiedlich verlaufen. Bei einigen Patienten klingt der Phantomschmerz ganz oder zumindest phasenweise ab, während er bei anderen ein Leben lang bestehen kann. Die zugrunde liegenden Ursachen sind jedoch ähnlich wie beim Trauerschmerz.

Die Wirkung unserer Gehirnaktivität auf den übrigen Körper ist uns weniger vertraut und bewusst. Daher sei an dieser Stelle betont, dass wir es mit einer wechselseitigen Beziehung zu tun haben, die keinesfalls eine Einbahnstraße von Körper in Richtung Gehirn ist. Beispielsweise kommt es bei manchen Personen mit schwerem Schlaganfall nicht nur zu Lähmungen, sondern auch zu Muskelschwund, also zu ganz massiven körperlichen Auswirkungen einer Schädigung des Gehirns.

Am deutlichsten sehen wir die Wirkung der geistigen Aktivität auf den Körper bei jenen Menschen, die bis ins hohe Alter geistig aktiv bleiben und dann oft auch noch zu erstaunlichen körperlichen Leistungen fähig sind. Wie etwa die schon erwähnten Spitzenpolitiker oder kirchlichen Würdenträger, die ihre sinnstiftenden Aufgaben manchmal erst jenseits der Sechzig oder sogar erst der Siebzig übernehmen und selbst in diesem Alter in ihrer Freizeit dann oft noch beim Bergwandern oder Skifahren zu sehen sind.

In diesem Abschnitt wird es um all das gehen, was unter dem L-Begriff Lernen gefasst werden kann. Lernen bedeutet Erwerb von weiterem Wissen und neuen Fähigkeiten. Lernzuwachs kann sich auf geistigem, körperlichem, charakterlichem, spirituellem oder sozialem Gebiet niederschlagen. Es ist ein Prozess, der in eine relativ stabile Veränderung des Verhaltens, Denkens oder Fühlens aufgrund von Erfahrung oder neu gewonnenen Einsichten und in ein neues Verständnis mündet.

Die Fähigkeit zu lernen ist für Mensch und Tier eine Grundvoraussetzung dafür, sich besser den Gegebenheiten des Lebens und der Umwelt anpassen zu können, darin sinnvoll zu agieren und sie gegebenenfalls im eigenen Interesse zu verändern. Die Fähigkeit, zu reflektieren, daraus Schlüsse zu ziehen und das eigene Verhalten entsprechend zu ändern, ist etwas, das insbesondere das Menschsein in hohem Maße auszeichnet. Oder anders gesagt: Durch ein reflektiertes Verhältnis zu sich, zu den anderen und zur Welt hebt sich der Mensch von der Tierwelt ab.

René Descartes war der Ansicht, dass das Denken das Sein nach sich zieht. Cogito ergo sum. Insbesondere wenn wir unser Sein auf dieser Welt verlängern und gesund sein wollen, empfiehlt es sich, Descartes' Satz sehr ernst zu nehmen. Denn Denken und Lernen können das Leben entscheidend verlängern und die Gesundheit verbessern. Im folgenden Abschnitt geht es um geistige Aktivitäten und ihre Auswirkungen auf unsere Gesundheit. Hierbei ergeben sich mehrere Problemfelder auf individueller und auf gesellschaftlicher Ebene.

Das geistige Trägheitsmoment

Das Schlaraffenland stellt kein reales Problem für unsere Gesundheit dar. Unsere reale Gesellschaft hält jedoch in vielen Bereichen Fallen für unser Gehirn bereit. Auf den ersten Blick scheint ja alles ziemlich einfach zu sein: Wir strengen unser Gehirn ein wenig an und kommen dafür in den Genuss zahlreicher gesundheitlicher Vorteile. Und Spaß macht es außerdem. Egal ob wir im Beruf ein kniffeliges Problem zu lösen haben, bei der Millionenshow mitraten, eine neue digitale Funktion entdecken oder uns konstruktiv an einer Diskussion beteiligen.

Wir kennen es alle, dieses angenehme Gefühl, wenn wir etwas durchschauen, was wir bisher nicht verstanden haben. Nehmen wir zum Beispiel die Benutzung eines Smartphones, die wir aus Angst vor dessen potenziellen technischen Herausforderungen vielleicht so lange vor uns hergeschoben haben, bis es mit dem alten Tastenhandy wirklich nicht mehr ging. Und siehe da, mit ein wenig Hirnschmalz haben wir binnen kürzester Zeit verstanden, wie die intuitive Bedienung des neuen Geräts funktioniert. Solche kleinen Erfolgserlebnisse spornen uns an, unser Gehirn bei nächster Gelegenheit wieder anzustrengen. Zumal wir immer wieder die Erfahrung machen, dass unser Gehirn zumeist mehr kann, als wir ihm zunächst zutrauen.

Zur Anstrengung unseres Gehirns regt uns auch die Wertschätzung an, die uns entgegengebracht wird, wenn wir bei den in unseren Kreisen wichtigen Themen mitreden können, was immer wichtiger wird, je mehr unsere Gesellschaft zur Wissensgesellschaft wird. Wissen wird in unserer Gesellschaft immer mehr an Stellenwert gewinnen. Eine Wissensgesellschaft kann nur so gut sein wie das Wissen ihrer Mitglieder, und das wiederum hängt von der Möglichkeit ab, wie sich deren Neugier entfalten kann.

Allerdings gibt es da ein Problem. Geistige Aktivität kann zwar sehr befriedigend sein, aber auch anstrengend. Wir Menschen haben alle, wenngleich individuell in unterschiedlichem Ausmaß, eine naturgegebene Veranlagung, Anstrengungen, insbesondere geistige Aktivitäten, zu vermeiden. Mit anderen Worten: Am Nachdenken hindert uns allzu oft unsere Trägheit.

Diese Trägheit kennen wir alle. Nicht selten brauchen wir Ruhe und Erholung auch abseits der Schlafphasen. Wir fühlen uns gestresst, wollen unser Gehirn am liebsten abschalten, weil es dauernd arbeitet und sich so schwer anfühlt, dass wir beinahe oder tatsächlich Kopfweh bekommen.

Geistige Trägheit ist individuell unterschiedlich, sowohl genetisch bedingt als auch anerzogen und der Macht der Gewohnheit geschuldet, genauso wie die Neugier am anderen Ende des Spektrums. Die geistige hat, genauso wie die körperliche Trägheit, physiologisch betrachtet ihren Sinn. Sie dient der Regeneration. Wie wir alle aus Erfahrung wissen, erhöhen regelmäßige Pausen unsere geistige Leistungsfähigkeit. Ebenso das sogenannte kurzfristige Abschalten des Gehirns, zum Beispiel im Rahmen von sportlichen Aktivitäten.

Allerdings, und hier liegt die große Gefahr für unsere Gesundheit, kann geistige Trägheit nur allzu leicht zur Gewohnheit werden. Solche Gefahrenzonen bestehen im Beruf ebenso wie im Privatleben überall dort, wo wir allzu viele monotone Tätigkeiten verrichten.

Die ununterbrochene Abwicklung von Routinetätigkeiten kann unserem Gehirn schaden. Dies betrifft alle Bereiche, wo im Zuge der Konzentration auf gleichförmige Bewegungen das Gehirn gleichsam ausgeschaltet werden muss. So etwa beim soldatischen Exerzieren, am Fließband, bei der monotonen Bedienung von Maschinen und in sonstigen Berufen, die kaum Möglichkeiten zum Nachdenken bieten bzw. keine geistige Anstrengung, sondern nur Gehorsam erfordern.

Ein ähnlich negativer Effekt auf das Gehirn lässt sich in Bereichen beobachten, wo es einen Mangel an äußeren Stimuli gibt. So etwa beim Leben in Einzelhaft. Dies ist ein Extrembeispiel. Aber auch der Alltagstrott, aus dem es für viele Menschen scheinbar keinen Ausweg gibt, in dem Störungen ausgeblendet und neue Stimuli nicht zugelassen werden, kann solche negativen Effekte hervorrufen.

Wenn sich die Lebensfragen nur mehr um die Erfüllung banaler körperlicher Bedürfnisse drehen und uns die kleinste Aufgabe überfordert, die aus dieser Routine herausragt und ein gewisses Maß an selbständigem Denken voraussetzt, dann ist unser Gehirn in ernstlicher Gefahr. In der Stagnation, in der Passivität liegt das Unheil. Sie führt zu einer Regression vieler Fähigkeiten und damit in Richtung einer Erstarrung.

Auch bei Menschen, die ihr berufliches Umfeld verlassen, in den Ruhestand treten und sich keine alternativen kognitiven Stimuli suchen, droht eine deutliche Reduktion der Gehirnaktivität, was zu einem regelrechten geistigen und körperlichen Alterungsschub bald nach dem Übergang in die Pension führen kann.

Der menschliche Intellekt verfällt mit allen daraus resultierenden Nachteilen für den menschlichen Körper viel schneller, als wir denken, und wenn wir betroffen sind, merken wir es selbst oft als Letzte.

Denken und Unterordnung

Eine weitere Gefahrenzone für unsere geistige Aktivität besteht darin, uns dominanten Charakteren unterzuordnen, die das Denken für uns übernehmen und ihre Anweisungen auch durchzusetzen verstehen, sodass eigenständiges Denken unter Umständen sehr negative Konsequenzen für uns hat. Dies betrifft in unserer Gesellschaft vor allem das berufliche Umfeld, in dem nach wie vor Charaktere in Leitungspositionen aufrücken, die sehr von sich überzeugt sind und am liebsten alles kontrollieren würden.

Wie negativ solche Unterordnung für unsere Gesundheit sein kann, lässt sich im großen Maßstab am Beispiel von Diktaturen zeigen. Ein ganzes Staatswesen kann geistige Trägheit fördern, indem es Andersdenkende bespitzelt und verfolgt. Solche Regime funktionieren nicht gegen die menschliche Natur.

Vielmehr machen sie sich den menschlichen Hang zur Trägheit zunutze und unterbinden den menschlichen Drang zu Kreativität, Neugier und Innovation durch Sanktionen und ein gesellschaftliches Klima, in dem diese Eigenschaften prinzipiell suspekt sind.

Eine selten gute Gelegenheit zur Untersuchung der Effekte verschiedener politischer Regime auf die Gesundheit der Bevölkerung bot die Deutsche Wiedervereinigung, als Ost- und Westdeutschland wieder in einem gemeinsamen Gesundheitssystem verbunden wurden.

Es gab viele Bürger der DDR, die nach dem Zweiten Weltkrieg wegen der größeren Freiheiten in den Westen flüchteten oder es zumindest versuchten. Doch es gab auch zahlreiche Menschen, die sich gerade unter dem strengen Regime der SED, der Sozialistischen Einheitspartei Deutschlands, wohlfühlten. Sie mussten keine Verantwortung übernehmen, nicht einmal richtig für sich selbst, und sie mussten sich keine lästigen Gedanken über Dinge wie Politik, ihre Rolle in der Gesellschaft, ihre Ansprüche an ihr Leben oder ihr persönliches Fortkommen machen. Die SED hatte einen Plan für alles und alle, eine gute Voraussetzung, um weite Teile des eigenen Gehirns einfach abzuschalten. Die Stasi tat durch Verfolgung von Querdenkenden ihr Übriges dazu, dass die geistige Trägheit überhand nehmen konnte. Dementsprechend ist auch der im internationalen Vergleich auffällig übermäßige Alkoholkonsum in der ehemaligen DDR nicht verwunderlich.

Eine logische Konsequenz dieser allgemeinen Tendenz war nicht nur der ökonomische Verfall, weil Talente nicht auf breiter Basis entwickelt wurden und Innovation vernachlässigt wurde.

Wie Untersuchungen kurz nach der deutschen Wiedervereinigung und Jahrzehnte danach zeigen, haben die unterschiedlichen Regime signifikante Auswirkungen auf die Gesundheit der Bevölkerung und das Auftreten von Krankheiten in den ehemals getrennten Landesteilen gehabt.

So waren Krankheiten in Verbindung mit erhöhtem Alkoholkonsum ebenso wie Herz-Kreislauf-Erkrankungen und auch die Selbstmordrate im ehemaligen Osten signifikant höher, während umgekehrt im Westen das Lungenkrebsrisiko deutlich höher war, weil insbesondere von Frauen mehr geraucht wurde[29]. Wenig verwunderlich war das Risiko einer HIV-Infektion im Osten praktisch inexistent. Jahrzehnte nach dem Fall der Mauer beobachten wir hingegen eine Angleichung bei den Erkrankungen. Allerdings sehen wir heute noch eine erhöhte allgemeine Krankheitslast in ärmeren Regionen wie zum Beispiel Mecklenburg-Vorpommern.

Dies mag uns warnen. Politik und gesellschaftliche Verhältnisse sind für die Gesundheit einer Bevölkerung in hohem Maße relevant. Und hier wiederum spielt die Förderung von geistiger Aktivität im Gegensatz zur Trägheit eine entscheidende Rolle.

Und genauso mag es uns vor den negativen Konsequenzen von allzu autoritären Verhältnissen im Kleinen warnen. In diesem Bereich gibt es keine medizinischen Studien, was wenig verwunderlich ist. Wir können jedoch mit einiger Berechtigung von den großen Zusammenhängen auf die kleinen schließen. Wenn Menschen, insbesondere in Unternehmen, de facto entmündigt werden und sich in ihrer Freizeit keinen geistig anregenden Ausgleich verschaffen, ist die Wahrscheinlichkeit, weitgehend in die geistige Trägheit zu verfallen, größer, womit auch die Anfälligkeit für einen Morbus Alzheimer steigt[30].

Verdrängung der Neugier

Der Blick auf autoritäre Verhältnisse und totalitäre Regime darf nicht zu dem Glauben verleiten, unsere Gesellschaft hätte das Problem der geistigen Trägheit gut im Griff. Heutzutage haben wir mit der natürlichen Tendenz zur geistigen Trägheit ein besonderes Problem. Unsere schnelllebige moderne Gesellschaft fordert unsere Neugier in hohem Maße und lässt uns immer weniger Ruhe.

Die veränderten sozialen Strukturen mitsamt der Globalisierung, der Digitalisierung und der in allen Bereichen in immer kürzeren Abständen aufeinander folgenden Innovationszyklen machen das Leben immer komplexer und damit schwerer durchschaubar.

Eigentlich wäre der Lerndruck, den schon alleine unser Alltag auf uns ausübt und der für uns größer als für alle Generationen vor uns ist, ein Vorteil für unser Gehirn. Denn wir müssen es inzwischen nicht nur laufend in Betrieb halten, wenn wir die Welt in ihrer neuen Komplexität verstehen wollen. Wir müssen es auch laufend einschalten, um bei den Entwicklungen in unmittelbaren Lebensbereichen wie dem Kommunizieren, dem Bedienen eines Computers, dem Bezahlen an der Selbstbedienungskasse von Supermärkten oder dem Einchecken am Flughafen mithalten zu können.

Unsere Welt verlangt uns immer mehr geistige Aktivität ab, wenn wir sie verstehen, uns darin verorten und entsprechend handeln wollen, anstatt nur vom Strom mitgerissen zu werden. Die digitale Revolution zwingt uns in allen Bereichen ständig neue Lernaufgaben auf. Und genau dieser Zwang ist das große Problem. Mit dem Lerndruck sinken Lernfreude und Neugier. Wenn wir allzu viel lernen müssen, macht es keinen Spaß mehr. Schon gar nicht, wenn wir lieber Pause hätten. Wir kennen dieses Phänomen von Kindern, denen Lesen keinen Spaß mehr macht, wenn sie im Deutschunterricht auf einmal lesen müssen. Die gesellschaftliche Tendenz arbeitet also unserer natürlichen Veranlagung zur Neugier entgegen und lässt uns mehr denn je den Wunsch nach Ruhe verspüren.

Selbst wenn wir zu entsprechenden Aktivitäten bereit sind, merken wir, dass es mit ein bisschen Nachdenken oft nicht mehr getan ist. Wir merken, dass uns die Welt, wenn wir den Anschluss nicht verlieren wollen, intensivere und kontinuierlichere geistige Aktivitäten abverlangt als je einer Generation vor uns. Das kann anstrengend, aber auch belastend und frustrierend sein, sodass geistige Trägheit aus einer nicht ganz unberechtigten Verweigerungshaltung heraus zu einer massenwirksamen Alternative zu werden droht.

Die Folge des Entstehens von breiten Schichten, die angesichts der rasanten Veränderungen nicht mehr gut mithalten können und sich das vergleichsweise entspannte Dasein von anno dazumal zurückwünschen, sind dann Politiker wie Donald Trump in den USA, Recep Tayyip Erdoğan in der Türkei, Viktor Orbán in Ungarn oder Wladimir Putin in Russland.

Denn je anstrengender es ist, die Welt zu verstehen, je heftiger jeder diesbezügliche Versuch mit dem geistigen Trägheitsmoment eines Menschen kollidiert, desto stärker kann die Sehnsucht nach einem starken Mann werden, der verspricht, alles für seine Anhänger zu regeln.

Für das Modell Demokratie, bei dem das Volk der Souverän ist, ergibt sich daraus ein Problem. Genauer gesagt eine Spaltung der Bevölkerung in zwei Lager, die ganz fundamental unterschiedliche Ansprüche an die Politik stellen.

Auf der einen Seite stehen jene, die mittels digitaler Medien besser denn je über politische Zusammenhänge und Ereignisse informiert sind, die mitdenken, ihre Meinung kundtun und mehr mitentscheiden wollen. Auf der anderen Seite gibt es viele Menschen, die sich von der Komplexität politischer Zusammenhänge überfordert sehen und daher ihre Macht alle paar Jahre delegieren wollen, und zwar möglichst nicht an einen anonymen Parteiapparat, sondern an eine Person an der Spitze, die die gesamte Verantwortung übernehmen will.

Der zweiten Gruppe ist nicht wirklich ein Vorwurf zu machen. Die Komplexität der gesellschaftlichen Probleme hat so weit zugenommen, dass selbst Fachleute nicht mehr imstande sind, eindeutige und allgemein verständliche Lösungen zu liefern. Wie kann der Krieg in Syrien zu einem Ende kommen? Lassen sich Arbeitsplätze nun durch Liberalisierungen oder durch Regulierungen schaffen? Sind Transatlantische Freihandelsabkommen gut oder schlecht? Bedeutet das Kopftuchverbot eine Befreiung oder eine Unterdrückung muslimischer Frauen? Welche Daten über uns sollen Apple und Facebook haben dürfen, was sollen sie damit tun dürfen und was nicht? Lauter Fragen, die Stoff für endlose Diskussionen bieten.

Es ist angenehmer, zur Lösung all dieser Fragen jemanden zu haben, der eine klare Linie kommuniziert und dem wir einigermaßen vertrauen, weil er im wörtlichen und übertragenen Sinn unsere Sprache spricht, den wir für uns nachdenken und verantwortlich sein lassen. Deshalb nehmen es viele Menschen sogar in Kauf, wenn die Politik eines entsprechenden Machthabers zu konkreten Nachteilen in fundamentalen Bereichen wie Freiheit, Wohlstand und Mitmenschlichkeit führt. Damit wird unser demokratisches System untergraben.

Aber nicht nur das. Je stärker diese neuen starken Männer werden, desto stärker wird bei einem beträchtlichen Teil der von ihnen angeführten Bevölkerung die Tendenz, sich das selbständige politische Denken immer weiter abzugewöhnen. Selbstverständlich ist vom Mangel an politischem Denken nicht automatisch auf das Denken generell zu schließen. Die Entlastung vom politischen Bereich könnte dazu führen, dass die Betroffenen mehr Zeit haben, sich anderweitig gedanklich zu fordern. Das mag auch für einen Teil dieser Menschen zutreffen. Für einen anderen Teil jedoch ist der Rückzug aus dem politischen Denken symptomatisch für eine Lebenseinstellung, die der Beschäftigung mit komplexen Themen generell skeptisch gegenübersteht.

Wenn eine solche Lebenseinstellung in der Gesellschaft überhand nimmt, verheißt das nichts Gutes, nicht nur für die Freiheit des Einzelnen, sondern auch für die Gesundheit eines großen Teils der Bevölkerung. Geistige Trägheit steht nicht nur in einem natürlichen Widerspruch zu Freiheit und Demokratie. Als gesellschaftlicher Trend der Verweigerung angesichts steigender Komplexität führt geistige Trägheit aufgrund ihrer negativen gesundheitlichen Folgen auch zu einer Belastung für das Gesundheitssystem und damit für die Allgemeinheit.

Schwere Zeiten für unser Gehirn

Noch vor fünfhundert Jahren wurde ein Mensch in ungefähr die gleiche Welt geboren, die er am Ende seines Lebens wieder verließ. Selbst zwei Generationen vor und zwei Generationen nach ihm haben sehr ähnlich gelebt wie er. Würden wir hingegen heutzutage wie Robinson Crusoe 28 Jahre auf einer einsamen Insel verbringen und danach heimkehren, hätten wir größte Mühe, uns wieder zurechtzufinden.

Erst recht wird das Mithalten in beruflichen Bereichen anstrengender. Würde zum Beispiel ein Facharzt sich nicht laufend mit Fachliteratur, in Seminaren und auf Kongressen weiterbilden, könnte er in seinem Fachgebiet binnen kurzer Zeit nicht mehr kompetent mitreden. Dies betrifft fast alle Bereiche der Medizin, von neuen Diagnoseverfahren und Therapieoptionen bis zu neuen Erkenntnissen über genetische Risiken für bestimmte Erkrankungen. Ein Mühlrad, das beträchtlich an Fahrt aufgenommen hat und sich immer schneller dreht.

Ich selbst habe etwa zwanzig Zeitschriften abonniert und bekomme täglich online Benachrichtigungen über neue medizinische Entwicklungen, aus denen ich mir die relevanten heraussuche. Summa summarum verwende ich ca. ein bis zwei Stunden am Tag, um mich auf meinem wissenschaftlichen Spezialgebiet sowie allgemein auf dem Gebiet der Hämatologie und der medizinischen Onkologie informiert zu halten.

Letztlich geht es um die Frage, welche Neuerungen für die Patienten klinisch relevant sind und welche Möglichkeiten sich durch die schier explodierende Studienlandschaft in Zukunft für die Behandlung eröffnen.

Dabei stehen die wirklich großen Umwälzungen in der Medizin noch an. Sie kommen durch das EDV-gestützte Sammeln von relevanten Gesundheitsdaten durch Konzerne wie Google, IBM und anderen auf uns zu. Google zum Beispiel kann allein auf Basis unseres Suchverhaltens im Internet und dem Android-Betriebssystem mehr Informationen über uns erstellen, als die nationalen Gesundheitssysteme. So weiß Google genau, wann die Mehrzahl der Menschen in einer Stadt schlafen geht, wie lange sie schlafen und wann sie wieder aufstehen. Bei Vernetzung solcher Daten etwa mit denen von unseren Kredit- und Supermarktkarten, unseren Handys und unseren elektronischen Gesundheitsakten können lernende Maschinen immer konkretere Zusammenhänge über die Entstehung, Behandlung und Heilung von Krankheiten errechnen und sie eines Tages diagnostizieren, bevor sie überhaupt ausgebrochen sind.

Die Supermarktkette Wall Mart kann nach eigenen Aussagen mit einer Wahrscheinlichkeit von hundert Prozent anhand des Einkaufsverhaltens feststellen, dass eine Frau schwanger ist, auch in einer sehr frühen Phase, wo sie selbst es noch gar nicht weiß.

Google Flu Trends wertet die Suchanfragen bezüglich Grippemedikamenten aus und kann solchermaßen Grippewellen vorhersagen.

Big Data Mining und künstliche Intelligenz werden wesentlich effizienter sein als die besten Ärzte, und dies aus absehbaren Gründen: So durchsuchen die Programme laufend die neueste medizinische Literatur in einem Umfang und einer Präzision, die Ärzte aufgrund der Fülle an Daten nicht mehr leisten können. Diese Programme verknüpfen verschiedenste Daten über Patienten wie zum Beispiel Lebensstil, sozioökonomischer Status, Alter, Essverhalten und Risikofaktoren mit adäquaten diagnostischen Maßnahmen, Behandlungen und Behandlungsergebnissen inklusive Medikamententoleranz. Auf diese Weise können diese Programme für neue Patienten aus einer Unzahl von Einzeldaten Vorschläge für das optimale Management generieren.

Die Fehleranfälligkeit menschlichen Handelns wird damit dramatisch reduziert und dem Arzt die Möglichkeit eröffnet, sich vermehrt einer seiner zentralen Rollen, nämlich der ärztlichen Tätigkeit im Sinne von Hippokrates, zu widmen, den Menschen im Gespräch Begleitung und Unterstützung zu leisten. Gleichzeitig wird sich das Tätigkeitsfeld der Ärzte in Richtung des Computers verschieben. Erfolgreich werden insbesondere jene Ärzte für ihre Patienten arbeiten können, die mit den neuen Programmen gut umzugehen lernen bzw. dazu beitragen, diese Programme zu optimieren.

Wie rasant die Entwicklung der Medizin ist, zeigt sich insbesondere im internationalen Spitzenfeld jedes Fachbereiches. Wer bei einer einzigen wichtigen Telekonferenz nicht dabei sein und seine Studienergebnisse dort nicht einbringen kann, wird nicht Teil der Autorenschaft in der nächsten wegweisenden Publikation und hat dann weniger Chancen, zum nächsten wichtigen internationalen Meeting eingeladen zu werden. Es wird immer schwieriger, im Spitzenfeld mitzumischen und sich dort zu halten.

Da laufend wichtige Entscheidungen fallen, verlieren Urlaubsmonate vor allem in der Führungsschicht an Bedeutung. Im Klartext: So etwas wie echten Urlaub gibt es nicht mehr. Die gesundheitlichen Folgen für Spitzenleute werden zum Teil von der Befriedigung, die aus der Arbeit gezogen wird, abgefangen. Wer noch dazu das Glück hat, etwas wirklich Sinnstiftendes zu tun, der kann die Mühen von einem gesundheitlichen Standpunkt betrachtet eher in Kauf nehmen. Negativ hingegen wirkt sich der härter werdende Konkurrenzkampf auf die Gesundheit aus. Wenigen Plätzen an der Weltspitze steht ein schieres Überangebot an Talent und Ambition aus aller Welt gegenüber. Dauerndes Ringen um den naturgemäß beschränkten Platz im Spitzenfeld ist sehr aufreibend.

Schon seit langem ist es so, dass ich meinen Wissensrückstand nur sehr mühselig aufholen könnte, würde ich nur vier Wochen auf einer von hohen Bergen abgeschirmten Alm ohne Internet-Anschluss verbringen. In anderen Branchen ist die Entwicklungsgeschwindigkeit noch höher und in anderen Forschungsbereichen mag es noch weit anspruchsvoller sein, mit der Lawine des Wissens Schritt zu halten. Ein hochkarätiger EDV-Spezialist zum Beispiel hat es angesichts der Wissensexplosion in seinem Bereich wahrscheinlich noch viel schwerer, nach kurzen Phasen ohne Zugang zum Internet den Anschluss nicht zu verlieren.

Während dieser Lerndruck bis vor kurzem nur jene betraf, die sich im Weltspitzenfeld ihres Faches halten wollen, macht er sich allmählich auf allen beruflichen Ebenen breit. Wir befinden uns am Übergang von der Dienstleistungs- zur Wissensgesellschaft. Diejenigen, die über mehr Wissen verfügen und es schneller anwenden können, sind im Vorteil.

Mit dem steigenden Lerndruck steigt jedoch auch, wie oben ausgeführt, die Tendenz, sich diesem Druck zu verweigern. Für unser Gehirn und in weiterer Folge für unsere Gesundheit hat das weitreichende Folgen. Wir sehen eine Tendenz zur Aufspaltung der Bevölkerung in jenen Teil, der dem Druck ständig nachgibt, durchgehend gehetzt und gestresst ist, und dem anderen Teil, der sich verweigert, eher abstumpft und in Trägheit versinkt. Beide Tendenzen verheißen für unsere Gesundheit nichts Gutes.

Die Zukunft des Lernens

Die gesellschaftlichen Trends, die in Zukunft wesentlichen Einfluss auf unser Lernen nehmen werden, sind gut absehbar. Schon heute werden immer mehr vormals menschliche Denkleistungen von Maschinen übernommen. Die Digitalisierung wird unser Gehirn immer weiter entlasten. Sie erspart uns immer mehr geistige Aktivitäten, die unsere Neurochemie vormals sozusagen ständig am Köcheln hielten. Wir müssen uns nichts mehr merken, weil wir alles googeln können. Wir müssen uns nicht mehr orientieren, weil uns das Navigationssystem überall hinleitet. Und das ist erst der Anfang.

Die noch bessere Nutzung der artificial intelligence wird zwar, soweit absehbar, nach wie vor menschliche Entwicklungsarbeit benötigen. Allerdings in immer geringerem Umfang.

Dies bedeutet, dass wir bezüglich der Nutzung unseres Gehirns auf eine weitergehende Spaltung der Gesellschaft zusteuern. Immer weniger Spitzenleute werden vordenken und vorgeben, während der Rest der Menschheit von der künstlichen Intelligenz überflügelt und in die geistige Trägheit gedrängt wird, weil das menschliche Denken ohnehin nicht mehr mitkommt.

In einer etwas ferneren, aber vielleicht nicht allzu fernen Zukunft könnte es auch sein, dass Stephen Hawkings Prophezeiung sich bewahrheiten wird, wonach artificial intelligence sich irgendwann selbständig machen und uns Menschen, die wir in der Langsamkeit der Evolution verhaftet sind, dominieren wird[31]. In einer solchen Zukunft würde sich zwar die Spaltung der Gesellschaft wieder auflösen, aber der Trend in Richtung geistiger Trägheit würde sich noch weiter verstärken.

Für unsere Gesundheit hat dieser Trend weitreichende Folgen. Wenn wir es als Menschheit nicht schaffen, Bereiche neben der Digitalisierung zu entwickeln, die unser Gehirn fordern, steuern wir auf eine Gesellschaft zu, die für die Gesundheit ihrer Bevölkerung ähnliche Auswirkungen haben würde wie das Regime in der DDR.

Pessimisten meinen, Computer würden uns in diesem worst case scenario gleichsam bespitzeln und für alles einen Plan haben. Handeln abseits des Plans würde sofort registriert und gemäß den Algorithmen sanktioniert. Immer mehr Menschen würden in den Alkoholkonsum flüchten, zu noch härteren Drogen greifen oder mit neuen Psychodelics die emotionalen Belastungen erträglicher machen.

Das Aufkommen einer neuen, ausschließlich auf künstlicher Intelligenz beruhenden Herrscherklasse könnte, je nach Benevolenz der neuen Regenten, zu großem menschlichen Leid in Form von Krankheiten und frühzeitigen Todesfällen sowie enormen Kosten für das Gesundheitssystem führen. Im Falle einer den Menschen geneigten Grundstimmung könnte genau das Gegenteil passieren und sich die Entwicklung als Segen für die Menschen und deren Gesundheit herausstellen. Ob Stephen Hawkings Prophezeiung Realität wird, ist allerdings noch nicht absehbar.

Diese ausführlichen gesellschaftspolitischen Betrachtungen mögen in einem Buch über gesunde Lebensführung auf den ersten Blick etwas fehl am Platz erscheinen. Tatsächlich stellen diese Ausführungen jedoch den Versuch dar, etwas zu vermitteln, das wir alle lernen sollten, nämlich unsere soziale Umgebung im Hinblick auf unsere Gesundheit zu reflektieren. Es sind nicht selten Systeme, die uns krank machen. Je besser wir diese Systeme durchschauen, desto eher können wir auch handlungsfähig bleiben, statt vom Strom der Umstände einfach nur mitgerissen zu werden.

Es liegt an uns, einen guten Weg zwischen den skizzierten gesellschaftlichen Tendenzen zu finden, ohne in die eine oder andere Falle zu tappen. Es gilt, weder geistig träge zu werden, noch sich allzu sehr hetzen zu lassen. Anstrengungen, auch geistiger und emotionaler Natur, sollten wir zulassen und als Teil einer durchaus gesundheitsfördernden Lebensführung akzeptieren, solange wir diese als nicht ungebührend belastend empfinden und das Ergebnis unserer Mühen Sinnvolles erwarten lässt.

Lernen über uns selbst

Es gibt noch einen zweiten wichtigen Bereich, der in einem Kapitel zum Thema Lernen angesprochen werden muss, weil er genauso wie die Reflexion der äußeren Umstände für eine gesunde Lebensführung unerlässlich ist.

Dies ist der Bereich des Lernens über uns selbst, über unsere gesamte Persönlichkeit mit unseren Talenten, Schwächen, Vorlieben und Abneigungen, um nur die wichtigsten Aspekte zu nennen.

Es ist wohl ebenfalls unserem geistigen Trägheitsmoment geschuldet, dass wir uns oft erst dann selbst reflektieren, wenn es gar nicht mehr anders geht. Wenn alles gut läuft, hält uns das Angebot an täglicher Routine und Ablenkungen von Selbstreflexion ab. Und wenn gerade wieder einmal alles im üblichen Maß schlecht läuft, beschränkt sich diese oft auf Grübelei und Selbstmitleid.

Ich habe viele Menschen kennengelernt, die erst wegen einer schweren gesundheitlichen Krise damit anfingen, in sich selbst hineinzuhorchen. Weil es Zeit wurde, in ihrem Leben ein Resümee zu ziehen, oder weil sie den Grund für ihre Erkrankung bei sich selbst suchten und herausfinden wollten, ob und was sie bisher falsch gemacht hatten und künftig besser machen könnten.

Wenn wir den Blick auf uns selbst richten, lernen wir etwas über unsere eigenen Stärken und Schwächen. Wir entdecken unsere Talente und, wenn wir ehrlich zu uns selbst sind, auch, wofür wir leider kein Talent besitzen. Auch hier bedeutet Stillstand Rückschritt, denn wir verändern uns laufend. Kein Mensch bleibt jahrzehntelang gleich. Körperliche und biochemische Veränderungen etwa im hormonellen Bereich, Lebenserfahrungen, soziale Einflüsse oder auch selbst herbeigeführte Veränderungen verlangen uns laufend ein Update unserer Selbstsicht ab.

Ohne laufende Selbstreflexion fehlt uns ein ganz wesentlicher Teil zum gesunden Realismus. Wir würden die Gelegenheit ungenutzt lassen, uns ein Bild zu machen von unseren Stärken und Schwächen, unseren Talenten und den Gründen, warum wir hie und da etwas erreicht oder versagt haben. Das erschwert es uns in weiterer Folge, bessere Entscheidungen zu treffen und Wege zu beschreiten, die uns wirklich weiterbringen. Ohne Selbstreflexion kann uns nicht umfassend bewusst werden, warum etwas schiefgegangen ist. Dann neigen wir dazu, die Verantwortung allein in unserer Umwelt zu suchen und selbst keine Verantwortung zu übernehmen. Dann gehen wir nicht bewusst Schritt für Schritt, sondern wir stolpern im Trial-and-Error-Verfahren durch die Welt und fühlen uns einem ungewissen Schicksal ausgeliefert. Die Ohnmacht, die wir dann erleben, schwächt unser Selbstbewusstsein und kann uns krank machen.

Solche Phänomene beobachte ich bei meinen Patienten laufend. Diejenigen, die sich selbst besser kennen, mit denen tiefere Gespräche möglich sind, kommen auch mit den schwierigsten Situationen besser zurecht, haben klarere Vorstellungen, was sie akzeptieren oder nicht akzeptieren wollen, sind bereit, wichtige Entscheidungen über ihr Krankheitsmanagement zu treffen, gestalten ihr Leben bewusster und haben häufig weniger Probleme, auch unerfreuliche oder belastende Realitäten, wie ein nahendes Lebensende, zu akzeptieren.

Trotz dieser offensichtlichen Fakten treffen wir laufend auf Menschen, deren Fähigkeit zur Selbstreflexion nicht zu ihren Stärken zählt. Warum ist das so? Weil es beim Blick in den inneren Spiegel im wahrsten Sinne des Wortes ans Eingemachte geht. Beim Lernen über uns selbst müssen wir uns ganz grundlegende Fragen stellen, die an den Wurzeln unseres Selbst rühren.

Wer bin ich?
Wer will ich sein?
Passt mein Leben noch zu meinen Ideen davon?
Ist es Zeit, etwas zu ändern?

Diesen und weiteren Fragen sollten wir nachgehen. Allerdings braucht es dazu die Bereitschaft, unsere Identität möglichst ehrlich zu hinterfragen und uns selbst kritisch wahrzunehmen. Das kann ziemlich unangenehm werden. Wir müssen möglicherweise all die geschönten Selbstbilder, an denen unser Stolz hängt, fahren lassen und stattdessen im Spiegel erkennen, wer wir wirklich sind.

Um dieses Bild weiter zu schärfen, ist es sinnvoll, Fragen über unser Handeln und Wirken in unserer Umwelt zu stellen.

Worin bin ich gut?
Was kann ich wozu beitragen?
Was hätte ich besser machen können?
Wie hätte ich es besser machen können?

Gerade dann, wenn wir erst wenige unserer Talente aufgespürt und entwickelt haben, wird bei der Beantwortung dieser Fragen kein sonderlich bemerkenswertes Bild von uns herauskommen. Daher lernen wir schon als Kinder, dass es lästig ist, diese Fragen zu stellen, weil wir halt naturgemäß noch nicht so toll sind, wie wir gerne sein wollen.

Dazu kommt, dass wir als Kinder oft von unserer verzückten Umwelt gespiegelt bekommen, wie großartig wir sind, obwohl wir bei nüchterner Betrachtung das hochgelobte Talent gar nicht besitzen, das uns da angedichtet wird. In weiterer Folge suchen wir uns ein Umfeld, das uns möglichst huldigt. Und siehe da: Viele Menschen lernen auch als Erwachsene nicht mehr, sich realistisch einzuschätzen. Bei manchen würde gar die Welt zusammenbrechen, würden sie sich ehrlich in den Spiegel schauen und erkennen, dass sie ihre wahren Talente noch immer nicht gefunden oder bislang vollkommen falsch eingeschätzt haben.

Somit kann eingehende Selbstreflexion die Grundfesten des bisher angenommenen Selbstbildes gehörig untergraben und zu schwerer Irritation sowie psychischer Verstörung führen. Daher geht es beim Hinterfragen unseres Selbst, genauso wie bei allen anderen Dingen, nicht zuletzt um die richtige Dosierung. Selbstreflexion sollte mit Maß und Ziel erfolgen, zumal auch die Gefahr besteht, dass wir uns in den Weiten unserer Seelenlandschaft verlieren und dann im Außen nichts mehr zustande bringen, was uns erst recht in die depressive Verstimmung führen kann.

Gleiches gilt, wenn wir zwar Mut, Kraft und Ehrlichkeit in Bezug auf uns selbst haben, unsere Schwächen erkennen, aber nicht die Disziplin aufbringen, um darauf zu reagieren. Auch sollten Menschen mit vermindertem Selbstvertrauen sich der Gefahr bewusst sein, dass sie bei Selbstreflexion dazu tendieren, ihre Schwächen zu überzeichnen und zu dramatisieren, was nicht nur ein falsches Bild ihrer Persönlichkeit zeichnet, sondern sie in eine Abwärtsspirale aus Selbstzweifeln und tatsächlicher Veränderungsunfähigkeit führt.

Umso mehr dürfen bei der Selbstreflexion, auch im bereits besprochenen Sinne eines helleren Grundtones in unserem Leben, die Fragen nach unseren positiven Seiten keinesfalls vergessen werden.

Was habe ich gut gemacht?
Von wem habe ich positive Rückmeldungen bekommen?
Was hat mir Spaß gemacht?
Worauf freue ich mich?

Selbstreflexion, die sinnvoll sein und uns stärken soll, will gelernt sein. Üben lässt sich die Selbstreflexion mit einem aufmerksamen Partner oder Freund an unserer Seite, der unsere Selbstbilder im besten Fall mit Charme und wohlmeinendem Witz zurechtrücken kann und dessen Selbstreflexion wir unsererseits mit demselben Wohlwollen eine Außensicht hinzufügen, damit das Spiegeln ein Geben und Nehmen wird.

Gelungene Selbstreflexion aktualisiert nicht nur unsere jeweilige Verortung im Leben. Genauso wie jede andere Form geistiger Aktivität trägt sie zur Gesunderhaltung unseres Geistes und unseres Körpers bei, allerdings nur, wenn wir dabei mit Maß und Ziel vorgehen und uns selbst nicht gleichsam schlecht-reflektieren.

Die Treibstoffe des Lernens

Wir alle wissen es aus Erfahrung. Egal, ob es unsere Umwelt betrifft oder uns selbst. Neues lernen wir am besten, wenn wir neugierig sind. Je größer unser Wissensdurst, desto mehr beflügelt das unser Lernen. Neugier bringt Begeisterung egal für welchen Gegenstand. Wenn uns das Interesse gepackt hat, hören wir nicht auf, zu recherchieren, obwohl wir das Gesuchte nicht und nicht finden. Wenn uns nach Wissen dürstet, können wir sogar trockene Fachliteratur gleichsam verschlingen. Wir lieben es, wenn mit unserer Neugier gespielt wird, zum Beispiel in Kriminalromanen, wenn bis zum Ende unklar ist, wer das Verbrechen nun wirklich begangen hat. Auch wenn unsere Neugier anderen manchmal lästig sein kann, wir selbst genießen diesen Zustand meistens. Neugier, Wissensdurst und Interesse sind allesamt Treibstoffe des Lernens.

Besonders wissensdurstig sind wir in Lebensphasen, in denen wir unseren Platz in der Welt erst finden müssen. Viel zu entdecken gibt es in der Kindheit und dann nochmal in der Pubertät. Danach jedoch scheint das Interesse bei den meisten Menschen zu verkümmern. Es weicht der Gewissheit über die Welt, wie sie sich uns darstellt, einem Wissen, das Teil unserer Identität wird, uns stabilisiert, in gewissem Sinne aber auch erstarren lässt.

Daher wird das Lernen zunehmend schwieriger. Obwohl wir die seltenen Anflüge von Neugier immer noch genießen und uns via Film und Fernsehen gerne ein wenig neugierig machen lassen, sind wir grundsätzlich und insbesondere, was unseren Alltag betrifft, nicht mehr so wissensdurstig wie in der Kindheit. Und das ist ein Problem für unser Lernen. Je weniger Interesse, desto leichter fallen wir in den Alltagstrott mitsamt jener geistigen Trägheit, die unserer Gesundheit schadet. Daher stellt sich die Frage, wie wir auch mit zunehmendem Alter neugierig bleiben können.

Wir können uns zur Neugierde nicht zwingen. Neugierde ist etwas, das uns niemand abverlangen kann, auch nicht wir selbst. Denn Neugierde, Wissensdurst und Interesse sind getragen von Lust, also genau das Gegenteil von Zwang. Daher ist es geradezu kontraproduktiv, wenn wir uns zur Neugier mahnen. Daher wirken auch die ständigen An- und Überforderungen, die unsere schnelllebige Gesellschaft für uns bereithält, dem Aufkommen von Neugierde entgegen.

Allerdings gibt es sehr wohl Möglichkeiten, unserer Neugier auf die Sprünge zu helfen. Dies lässt sich, meine sehr verehrten Leserinnen und Leser, an Ihrem eigenen Verhalten hier und jetzt demonstrieren. Warum lesen Sie gerade dieses Buch? Warum verwenden Sie Ihre Zeit nicht für etwas anderes?

Es gibt mehrere Elemente, die Ihrem Interesse zugrunde liegen. Mit höchster Wahrscheinlichkeit sind Sie in einem Alter, wo es sich empfiehlt, mehr auf die eigene Gesundheit zu achten. Möglicherweise haben sie Freunde oder Verwandte, die ein gesundheitliches Problem haben, oder deren Lebensstil ihrer Meinung nach veränderungsbedürftig ist. Oder – und dies ist wohl ein legitimer Grund – Sie fragen sich selbst, was Sie besser machen können, weil Sie Ihr Leben punkto Gesundheit reflektieren, weil Sie länger gesund bleiben und länger leben möchten. Und weil Sie ahnen, dass Sie selbst viel dazu beitragen können. Zudem gehören Sie zu jenen Menschen, die als Steuermann ihrer Lebensführung ihr Schicksal lieber so weit als möglich selbst in die Hand nehmen, statt sich durch das Leben treiben zu lassen. Dieses Interesse, sich zu informieren, guten Rat zu finden und die Disziplin, entsprechend das eigene Leben zu verändern, ist in unserem Zusammenhang von entscheidender Bedeutung. Ohne diese Eigenschaften hätte das Lesen dieses Buches wenig Sinn. Sie hätten es längst weggelegt, sobald Sie auf die erste Empfehlung gestoßen wären, deren Umsetzung Ihnen zu energieaufwendig oder mühsam erschienen wäre.

Und noch ein Element gibt es, das Ihr Interesse antreibt. Mit hoher Wahrscheinlichkeit ist Ihnen die Beschäftigung mit dem Thema Gesundheit nicht neu. Unsere Neugierde folgt nämlich einem Muster. Wir wollen über etwas umso mehr wissen, je mehr wir bereits darüber wissen.

Das funktioniert bei einfachen Dingen. Wer sich zum Beispiel gar nicht für Fußball interessiert und dann aus einem anderen Grund einen Artikel zur anstehenden Entscheidung über einen neuen deutschen Nationaltorhüter liest, bei der zwei Kandidaten zur Auswahl stehen, wird wahrscheinlich eher wissen wollen, wie die Sache ausgeht. Besonders, wenn ihm einer der Torhüter wegen seiner persönlichen Geschichte, seiner charakterlichen Merkmale oder seines guten Aussehens besonders sympathisch ist. Er wird sich vielleicht sogar die nächsten Spiele der beiden Kandidaten ansehen und bemerken, dass er mit einem Mal im Freundeskreis über ein neues Thema mitreden kann. Und wenn er dafür Anerkennung bekommt, wird er unversehens genug über den deutschen Fußball wissen, um die Frage spannend zu finden, ob Bayern München heuer zum ersten Mal seit 2013 wieder die Champions League gewinnt.

Das Muster, das wir immer mehr über einen Gegenstand wissen wollen, befeuert unsere Neugier am stärksten bei Themen, deren Problematik wir relativ neu für uns entdeckt haben. Falls wir mit dem Gelernten in einen Kreis von Spezialisten hineinwachsen und eventuell sogar beruflich daran weiterarbeiten, kann die große Neugier auch länger andauern. Wenn dies jedoch nicht der Fall ist, bemerken wir normalerweise ein Abflauen des Interesses. Möglicherweise ist irgendwann ein Punkt der Sättigung erreicht, an dem unser Wissensdurst in einem bestimmten Bereich befriedigt ist, weil mehr Wissen uns nicht mehr Anerkennung bringt, sondern eher ein Belächelt-Werden als Fachidiot oder wir tatsächlich nur mehr wenig Neues in diesem Bereich erfahren können. Je öfter wir auf Wiederholungen des bereits Bekannten stoßen, desto eher versiegt unsere Neugier. Wiederholung mündet in die geistige Trägheit.

Dann wird es Zeit, eine neue Herausforderung für unser Gehirn zu suchen und uns nach entsprechender Selbstreflexion einem neuen lohnenden Problem zuzuwenden, das unseren Talenten entspricht und eine neue Welle sozialer Anerkennung verspricht.

Themenbereiche, die uns unmittelbar betreffen, gibt es in der Weltpolitik, der Wissenschaft und der Wirtschaft im Überfluss. Je nach bisher bevorzugten Interessengebieten und persönlichen Talenten können es genauso Kunst und Kultur oder Tier- und Pflanzenzucht sein. Wenn wir neue Felder erobern wollen, empfiehlt es sich, von bisherigen Interessen auszugehen. Ein Interesse führt uns zum nächsten.

Zeit genug, um uns mit ausgewählten Problemen eingehender zu befassen, haben wir. Selbst dann, wenn wir nicht beruflich mit diesen Themenfeldern befasst sind. Denn die Lebenszeit, die uns nach Abzug der Schlafphasen durchschnittlich pro Woche bleibt, beträgt rund hundert Stunden. Davon verwenden wir durchschnittlich etwas weniger als die Hälfte für unseren Beruf. Wie wir die andere Hälfte der Zeit verbringen, liegt zum größten Teil an uns. Wenn wir uns etwas Gutes tun wollen, widmen wir sie unseren Sozialkontakten, um die es oben schon gegangen ist, unserer körperlichen Betätigung, um die es im nächsten Kapitel gehen wird, und Dingen, die uns geistig herausfordern. Die Möglichkeiten sind zahlreich und besonders attraktiv, wenn wir dabei das eine mit dem anderen verbinden.

Einem Schachclub beizutreten, eröffnet zum Beispiel die Möglichkeit für soziale Interaktion verknüpft mit anspruchsvoller geistiger Betätigung. Im Grunde müssten Schachclubs und ähnliche Vereine im Hinblick auf die Gesundheitspolitik ein ähnliches Wohlwollen und vergleichbare Förderungen des Staates genießen, wie Sportvereine.

Es gibt Menschen, die in vorgerücktem Alter ihrem Gehirn zuliebe noch ein Studium beginnen und es gibt Internet-basierte Programme wie Neuronation, deren Sinn es ebenfalls ist, ihre Benutzer durch Förderung von Reaktionsfähigkeit, Gedächtnis und Intelligenz geistig aktiv zu halten. Neuronation bezeichnet sich selbst als Fitnessstudio für den Kopf und liefert entsprechende Aufgaben. Solche Programme sind dem Lösen von Kreuzworträtseln oder Sudoku vorzuziehen, weil sie das Gehirn umfassender fordern. Prinzipiell gilt jedoch, dass es sich dringend empfiehlt, unser Gehirn auf Trab zu halten, egal mit welchen Mitteln.

Das intelligente Management unserer Gesundheit

Catherine M. Calvin und ihre Kollegen an der University of Edinburgh haben Daten von Intelligenztests, die 68 Jahre davor mit rund 70.000 Schülern, damals 11 Jahre alt, in ganz Schottland gemacht wurden, hergenommen und sich angeschaut, was aus diesen Menschen im Alter von 79 Jahren geworden ist[32]. Dabei haben sie herausgefunden, dass es einen klaren Zusammenhang zwischen Intelligenz und Lebenserwartung gibt.

Je höher der damals gemessene IQ, desto länger die Überlebenszeit. Dieser Zusammenhang war besonders ausgeprägt bei Erkrankungen, die durch Veränderungen des Lebensstils beeinflussbar sind, wie Erkrankungen der Atemwege, der Herzkranzgefäße sowie Schlaganfällen. Immer noch deutlich ausgeprägt war der Zusammenhang bei Unfällen, bei durch Rauchen bedingten Krebserkrankungen, Erkrankungen des Verdauungstraktes und Demenz.

Diese Ergebnisse lassen sich laut dem Forschungsteam nicht nur dadurch erklären, dass intelligente Menschen leichter eine höhere sozioökonomische Stellung erreichen, wo sie in der Regel eine bessere Gesundheitsversorgung bekommen. Die Untersuchung lässt viel mehr den Schluss zu, dass ein besserer Informationsstand und mehr Disziplin, welche zu einem gesundheitsbewussteren Lebensstil führen, wesentlichen Anteil am Ergebnis haben.

Die simple Überlegung, die Reichen könnten es sich richten und sich Gesundheit und Lebenszeit kaufen, stimmt, jedenfalls in Ländern mit gut funktionierenden sozialen Gesundheitssystemen, so nicht oder nur zu einem verschwindend kleinen Teil. Vielmehr sind es die Umstände, die mit einem höheren sozioökonomischen Status einhergehen, die zu mehr Gesundheit führen.

In der westlichen Welt beeinflusst die Lebensführung die Lebenserwartung viel stärker als die ökonomische Situation. Gruppen mit besserer finanzieller Ausstattung profitieren in gesundheitlicher Hinsicht davon, dass sie eher in der Lage sind, sich umfassend zu informieren, Probleme und Situationen zu analysieren, Lösungen zu diskutieren, Angebote abzuwägen und Verantwortung zu übernehmen, indem sie Entscheidungen treffen.

Anders ausgedrückt: Menschen sind nicht deshalb gesünder und leben nicht deshalb länger, weil sie reicher sind, sondern weil sie eher dazu neigen, sich aktiv um ihre Gesundheit zu bemühen und dabei ihr Wissen und ihre Erfahrung zu nutzen.

Nehmen wir als Beispiel einen Mann, der an starken Bauchschmerzen und Fieber leidet. Er kann entweder zu einem praktischen Arzt gehen und dort zwei Stunden im Wartezimmer verbringen, nur damit dieser Arzt ihn mit den Worten »Sieht nicht gut aus« ins nächste Spital schickt.

Oder unser Mann hat sich bereits eine gute Allgemeinbildung zugelegt, die auch ein gewisses medizinisches Laienwissen beinhaltet. Daher drückt er in einem solchen Fall probehalber links auf seinen Bauch, woraufhin es rechts weh tut. Nun geht er mit einiger Berechtigung davon aus, dass seine Bauchschmerzen von einer Blinddarmentzündung herrühren.

Als nächstes checkt dieser Mann vielleicht nochmal via Internet, welche Ursachen für Bauchschmerzen und Fieber angeführt werden. Gut möglich, dass sich in seinem Freundeskreis Menschen, die ähnliches erfahren haben, finden oder sogar ein Arzt, den er fragen kann. Alsdann informiert er sich, wo er sich am besten operieren lassen kann, in welchem Krankenhaus und an welcher Abteilung, und wie er dort zu seiner Operation kommt.

Die Wahrscheinlichkeit, dass dieser Mann rasch die richtige Behandlung bekommt, ist höher als bei dem anderen Patienten, nicht nur deshalb, weil er mit größerer Wahrscheinlichkeit auch eine Zusatzversicherung abgeschlossen hat.

Bei ernsthaften Krankheiten kommt es noch mehr darauf an, über die richtigen Informationen zu verfügen und schnell zu handeln, zumal es oft darum geht, solche Krankheiten möglichst früh zu erkennen. Nur so ist umgehend kompetente Hilfe da und nur so lassen sich die richtigen Schritte setzen.

Menschen, die an der öffentlichen Kommunikation teilhaben, denen deshalb die Bedeutung von Früherkennung bewusst ist, und die es gewohnt sind, ihre Lage zu beobachten und zu analysieren, identifizieren ein schwerwiegendes Gesundheitsproblem eher rechtzeitig. Gerade bei schweren Erkrankungen spielt die Zeit bis zum Setzen der richtigen Schritte oft eine entscheidende Rolle. Nicht selten entscheidet der Zeitfaktor über die Möglichkeit einer schnelleren Genesung, in manchen Fällen sogar über Leben und Tod.

Das obige Beispiel mit der Blinddarmentzündung habe ich nicht umsonst erwähnt. Ich kenne einen Mann, der eines Tages nach dem Abendessen Bauchschmerzen bekommen hat. Sie waren stark, aber nicht ganz heftig und er wollte nicht wehleidig sein. Also hat er nichts unternommen und ist erst mal schlafen gegangen. Am nächsten Morgen waren die Bauchschmerzen immer noch da. Und sein Gesicht war seltsam blass. Dennoch wollte er weiter abwarten, ob die Bauchschmerzen nicht von selbst vergehen.

Seine Frau allerdings war ernstlich besorgt und hat einen befreundeten Arzt angerufen, der gemeint hat, es sei bestimmt der Blinddarm entzündet und der müsse raus. Daraufhin hat die Frau ihren Mann gedrängt, zur Vorsicht gleich ins Spital zu fahren.

Dort wurde auch umgehend eine Blinddarmentzündung diagnostiziert. Allerdings hat der Mann bis zur Operation von in der Früh bis zum späteren Nachmittag warten müssen, denn ein Routineeingriff wegen eines entzündeten Blinddarms hat in einem gut ausgelasteten Spital normalerweise keine Priorität. Seine Frau und der befreundete Arzt haben immerhin dafür gesorgt, dass er dann doch noch am selben Tag zur Operation gekommen ist.

Das war seine Rettung. Er hatte nämlich keine schlichte Blinddarmentzündung. Er hatte am Vorabend einen Blinddarmdurchbruch erlitten, was allerdings erst bei der Operation knapp 24 Stunden später bemerkt wurde. Durch den perforierten Darm waren eineinhalb Liter Eiter, Bakterien und Darminhalt in seine Magenhöhle gelangt. Die entsprechende Vergiftung seines Körpers hatte bereits begonnen. Vollkommen geschwächt musste er nach der Operation noch einige Tage auf der Intensivstation verbringen.

Der Anästhesist hat damals gemeint: Wäre die Operation nur wenig später erfolgt, hätten die Ärzte bestimmt nichts mehr für ihn tun können. Die Vergiftung wäre zu weit fortgeschritten gewesen. Dieser Mann hat großes Glück gehabt. Sein Überleben verdankt er dem Drängen seiner Frau, die in diesem Fall die Initiative ergriffen und die richtigen Schritte gesetzt hat.

Wer sich mit seinem gesundheitlichen Problem und den entsprechenden Behandlungsmöglichkeiten nicht selbst intellektuell auseinandersetzen kann oder will, lässt wahrscheinlich manche Chancen ungenutzt.

Das erinnert mich an den Fall einer Frau, die wegen geschwollener Beine ins Spital kam. Sie hatte keine Schmerzen. Bei der Untersuchung wurde eine schwere Nierenerkrankung mit massivem Eiweißverlust im Harn festgestellt. Der Leiter der Abteilung teilte ihr mit, dass sie nur mehr wenige Monate zu leben habe.

Ein paar Jahre später ging ebendieser Arzt wie an jedem Arbeitstag durch einen Korridor im Spital zu seiner Abteilung. Da kam ihm eine Frau entgegen, die ihm bekannt vorkam. Und als er genauer hinsah, konnte er es nicht fassen. »Was ... Sie? Sie leben noch?!« rief er aus.

»Ja. Ich lebe noch«, war ihre knappe Antwort. Und nicht ohne eine gewisse Genugtuung ergänzte sie: »Ich habe mich nach Alternativen umgeschaut und mich woanders behandeln lassen. In diesem Spital bin ich nur, weil ich einen Freund besuchen will.«

Diese Frau weilt heute, da ich dieses Buch schreibe, noch unter den Lebenden. Sie hat ihr Schicksal nicht einfach hingenommen. Nach der zutreffenden Diagnose war sie in ein anderes Spital gegangen, wo ihr Nierenleiden mit einer damals völlig neuen Immuntherapie geheilt wurde.

Sei es nun ein entzündeter Blinddarm, eine Nierenerkrankung oder auch eine Krebserkrankung, es empfiehlt sich grundsätzlich nicht, das eigene Schicksal einfach in die Hände anderer zu legen. Stets sollten wir uns fragen, ob diese für das eigene Problem die richtigen Ansprechpartner sind. Stets sollten wir uns selbst informieren und möglichst auf direktem Weg dorthin gehen, wo wir kompetente Unterstützung erwarten können. Wenn wir hingegen, weil wir uns nicht ausreichend informiert haben, zur falschen Stelle gehen und weitergeschickt werden, kann das zu Zeitverzögerungen führen, die bei bestimmten Problemen lebensgefährlich sind. Oder wir werden nicht weitergeschickt, nehmen womöglich hin, dass es angeblich keine Alternativen gibt, was in weiterer Folge, wie obiges Beispiel zeigt, auch lebensgefährlich sein kann.

Ich kann Patienten nur dringend empfehlen, sich in der eigenen Sache zusätzlich zu den Auskünften der behandelnden Ärzte selbst Informationen zu suchen und möglichst zu Experten in Bezug auf die eigene Erkrankung zu werden. Zumal wir Ärzte nicht unfehlbar sind.

In meiner Ordination merke ich es sofort, wenn Patienten geistig fit und intellektuell bei der Sache sind. Diese Patienten bereiten sich auf das Erstgespräch vor. Sie bringen ihre Befunde mit und haben diese, wenn es mehrere sind, wahrscheinlich chronologisch geordnet. Dies nicht nur dann, wenn sie die Seite zur Patienteninformation auf der Website meiner Praxis gelesen haben, auf der ich Empfehlungen für die Vorbereitung auf einen Arzttermin gebe.

Solche Patienten stellen klare und eindeutige Fragen, weil sie sich überlegt haben, was für sie wichtig ist und was sie wissen wollen. Ich schätze solche Patienten. Mit ihnen kann ich in kürzester Zeit zum Punkt kommen. Dadurch gewinnen beide Seiten. Denn solche Patienten bekommen in derselben Zeit mehr von mir, weil wir eine ganz andere Gesprächstiefe erreichen und damit zu besseren Lösungen kommen können.

Sobald ich merke, dass Patienten gut informiert sind, sich für ihr Problem interessieren und dessen Lösung in allen Facetten diskutieren möchten, ist es leichter, mit ihnen an die Grenzen des medizinisch Machbaren zu gehen. Weil sie auch eher bereit sind, nach Ausschöpfen der etablierten Therapien medizinisches Neuland zu betreten.

Zum besseren Verständnis: Bei komplexen medizinischen Problemen werden von wissenschaftlichen Gremien Behandlungswege anhand der vorliegenden wissenschaftlichen Datenlage empfohlen. Für die Empfehlungen können nur Medikamente einbezogen werden, die von der Europäischen Zulassungsbehörde bereits für den Gebrauch in Europa zugelassen wurden. Deshalb können die allerneuesten Medikamente und Therapieverfahren, die gerade in Studien erprobt werden, nicht berücksichtigt werden.

Durch solche Studien eröffnet sich in bestimmten Fällen der frühzeitige Einsatz wichtiger, manchmal auch bahnbrechender Entwicklungen. Es dauert zumeist ein paar Jahre, bis der Nutzen neuer Therapien soweit wissenschaftlich abgesichert ist, dass nach einem sorgfältigen Prüfverfahren auch deren Marktzulassung erfolgt. Aufgrund der umfangreichen Forschungsaktivitäten stehen wir nun immer häufiger vor der Situation, dass ein Medikament, das einem Patienten vielleicht helfen könnte, noch nicht für diese Erkrankung zugelassen ist. Nur als Teilnehmer einer damit in Zusammenhang stehenden Studie kommt er an diese Medikamente heran. Dazu muss er sich allerdings der damit verbundenen Vorteile und Risiken bewusst sein und zur Teilnahme an der Studie bereit erklären.

Wenn ich hingegen merke, dass ein Patient nicht verstehen würde, worum es geht und er Risiken und Nutzen nicht abschätzen kann, weise ich erst gar nicht auf diese Möglichkeiten hin. Wenn ein Patient sagt: »Ich weiß nicht, bitte entscheiden doch Sie das, Herr Doktor«, trägt er zu wenig Selbstverantwortung. Aus meiner Sicht als verantwortlicher Arzt ist das ein klarer Hinweis, dass der Patient die Selbstverantwortung nicht übernehmen kann oder will und daher nur etablierte Therapieverfahren für ihn in Frage kommen.

Bei chronischen Krankheiten zeigt sich besonders deutlich, welche Patienten sich intellektuell in eigener Sache engagieren und wer dazu nicht in der Lage ist. So werden Patienten mit chronischen Erkrankungen mit entsprechenden geistigen Fähigkeiten und einer entsprechenden Bereitschaft zur Übernahme von Selbstverantwortung mit der Zeit oft zu Experten für ihre Krankheit. Sie informieren sich darüber, wer der beste Spezialist dafür ist, besuchen Informationsveranstaltungen und sogenannte Patientenseminare, wo sie Informationen über die neuesten Behandlungsmöglichkeiten erhalten. Sie lernen auf diese Art unter anderem auch, was sie unternehmen können, wenn unerwartet Komplikationen auftreten, tauschen sich untereinander aus und teilen ihre Sorgen miteinander. Alles Dinge, die einen Krankheitsverlauf positiv beeinflussen können.

Hier noch einige Empfehlungen für die Vorbereitung auf den Arztbesuch, die nicht nur für Besuche bei mir, sondern für Besuche bei allen Ärzten gelten.

Um ein bestmögliches Behandlungsergebnis zu erreichen, ist eine enge, vertrauensvolle Zusammenarbeit zwischen Ihnen und Ihrem Arzt eine zentrale Voraussetzung. Sie selbst können wesentlich zur Verbesserung der Qualität des Gesprächs beitragen, indem Sie sich entsprechend vorbereiten.

1. Überlegen Sie sich, welche Fragen Sie im Gespräch geklärt haben möchten und schreiben Sie sich alle Punkte auf.
2. Bringen Sie wenn möglich eine Ihnen nahestehende Person, die Ihr volles Vertrauen genießt, zu dem Gespräch mit.
3. Unterlagen: Bringen Sie bitte folgendes mit: eine chronologische Darstellung Ihrer Krankheitsgeschichte, bisher erhobene Befunde, eine Auflistung bisher durchgeführter Behandlungen und wenn möglich auch Unterlagen über den Erfolg und die Verträglichkeit bestimmter Therapien.
4. Beim Gespräch selbst: Fragen Sie einfach nach, wenn die eine oder andere Aussage Ihres Arztes nicht klar genug ist.
5. Am Ende des Gesprächs: Sollten Sie das Gefühl haben, dass Ihr Arzt nicht genügend Zeit für das Gespräch hat, fragen Sie ihn, ob er einen weiteren Termin anbieten kann, wo sie ausführlich über ihre Probleme und Fragen sprechen können.

Kontinuierliches Lernen spielt auch beim Management der eigenen Erkrankung eine zentrale Rolle und hat wesentliche Auswirkungen auf den Verlauf der Krankheit und der eventuellen Genesung.

Zunächst geht es vor allem darum, Folgendes in Erfahrung zu bringen:

1. Was ist unter meiner Erkrankung zu verstehen? Welche verschiedenen Spielarten gibt es? (insbesondere bei Krebs: Brustkrebs ist nicht gleich Brustkrebs, es gibt Vorstufen von Brustkrebs, invasiven Brustkrebs, zumindest fünf verschiedene Subtypen, und innerhalb der einzelnen Subtypen solche mit wenig und solche mit aggressiverem Verlauf).
2. Was sind die gängigen Möglichkeiten der Behandlung meiner Erkrankung? Welche jeweiligen Vor- und Nachteile haben diese Therapiewege?
3. Welche Maßnahmen kann ich selbst setzen, um den Krankheitsverlauf günstig zu beeinflussen?
4. Welcher meiner Angehörigen kann mich bestmöglich unterstützen?
5. Welche Ärzte kennen sich mit dieser Erkrankung besonders gut aus?
6. Wer von diesen Ärzten entspricht meinen Vorstellungen von einem idealen Arzt?
7. Wie erkenne ich, dass sich bei mir eine kritische Veränderung anbahnt, die unmittelbarer ärztlicher Betreuung bedarf? Kann ich in solchen kritischen Situationen selbst etwas tun (zum Beispiel. Einnahme von Antibiotika etc.)?

In den 1990er Jahren, als es noch nicht üblich war, dass die Patienten selbst die Initiative ergreifen, habe ich begonnen, Informations-Seminare für Patienten mit bestimmten Krebserkrankungen zu organisieren und anzubieten. Es hat relativ lange gedauert, bis dann einige engagierte Patienten die

Initiative ergriffen und Selbsthilfegruppen gegründet haben. Heute gibt es mehrere Selbsthilfegruppen für Patienten und deren Angehörige für verschiedene chronische Erkrankungen wie Diabetes, Zystische Fibrose und für mehrere Krebserkrankungen. Diese Gruppen organisieren sich selbst und veranstalten regelmäßige Treffen zu unterschiedlichen krankheitsrelevanten Themen, gesellige Zusammenkünfte, Trainings, sowie auch Ausflüge und andere gemeinsame Aktivitäten. Bei Patientenseminaren wird umfassende Information über die vielfältigen Facetten einer bestimmten Erkrankung und deren optimales Management vermittelt. Außerdem werden auch Themen wie etwa Komplementär-Medizin und soziale Fragen diskutiert. Und nicht zuletzt bieten solche Patientenseminare den Betroffenen und deren Angehörigen Gelegenheit zum Erfahrungsaustausch sowie zur Knüpfung neuer Freundschaften und sozialer Kontakte.

Ich hatte einmal einen Patienten mit einer häufiger auftretenden Form von Knochenmarkkrebs. Er fiel mir auf, denn er war ein besonders eifriger Besucher der Zusammenkünfte der entsprechenden Selbsthilfegruppe. Schon vor der Diagnose seiner Erkrankung hatte er ein gehäuftes Auftreten von Infektionen, meist von Lungenentzündungen, bemerkt. Diese traten auch weiterhin auf, und zwar sehr plötzlich. In Folge solcher Infektionen kam es bei ihm stets zu einer dramatischen Verschlechterung seines Zustandes, was meist mehrwöchige Krankenhausaufenthalte notwendig machte.

Nach Beginn der Krebsbehandlung waren diese Episoden zwar seltener geworden. Bei Auftreten der plötzlichen Infektionen wiederholte sich allerdings auch sein gesundheitlicher Einbruch.

Eines Tages jedoch, in einem von der Selbsthilfegruppe organisierten Vortrag über Infektionen, lernte er, dass solchen schweren Lungenentzündungen fast ausnahmslos eine Halsentzündung vorausgeht. Dieser Hinweis machte ihm bewusst, dass dies auch bei ihm der Fall war. Halsentzündungen hatte er tatsächlich bemerkt. Außerdem wurde er beim Auftreten dieser Vorboten sehr schnell müde und abgeschlagen. Innerhalb weniger Stunden verschlechterte sich die Situation dann stets weiter, es entwickelten sich Fieber und enorme Schwäche. Der Versuch, die Infektion zu Hause auszukurieren, war immer erfolglos geblieben. Letztlich musste er jedes Mal im Spital aufgenommen werden.

Durch den Vortrag hatte er den Ablauf dieser potenziell lebensbedrohlichen Komplikation besser verstanden. Er ließ sich daraufhin mehrmals gegen Grippeviren und Pneumokokken impfen und hatte immer ein spezielles Antivirusmittel und ein Antibiotikum bei sich, dass er bei Auftreten der Vorboten gleich einnahm, noch bevor er seinen Arzt aufsuchte. Das Antivirusmittel wird einfach inhaliert. Es behindert das Eindringen von Viren in die Zellen und damit ihre Ausbreitung. Virusinfektionen sind bei solchen abwehrgeschwächten Patienten der Türöffner für nachfolgende bakterielle Infektionen. Mit diesen Maßnahmen gelang es ihm, die drohenden Infektionen schon bei ihren ersten Anzeichen zu stoppen und so schwere Komplikationen zu verhindern.

Alle wissenschaftlichen Studien deuten darauf hin, dass rege geistige Aktivität uns gesund hält. Wir tun jedenfalls gut daran, unser geistiges Trägheitsmoment zu überwinden und uns durch Aktivitäten, für die wir Talent haben und die uns Spaß machen, geistig fit zu halten. Das ist wie so viele Dinge, die uns gesünder halten und unser Leben verlängern, leichter gesagt als getan. Wenn wir es jedoch schaffen, unsere Neugier zu wecken, weil wir ein Problem, das uns betrifft, lösen wollen, sind wir auf einem guten Weg.

Anhand der gesellschaftlichen Entwicklungen können wir sehen: Es herrschen schwere Zeiten für unser Gehirn. Es gilt, den Weg zwischen Überforderung und Trägheit zu finden. Dieser Weg ist für jedes Individuum unterschiedlich. Dringend empfohlen sei jedoch allen von uns, das lebenslange Lernen als einen der wichtigsten Faktoren in eine gesunde Lebensführung zu integrieren.

LAUFEN

Eines Tages betrat Liliane Erhart, die Lebensgefährtin eines prominenten Kollegen, meine Praxis. Sie war an Knochenmarkkrebs erkrankt und hatte bereits einen ausgedehnten Befall ihres Skelettsystems. So ausgedehnt, dass ich ihr raten musste, nicht schwer zu tragen, da ihr geschwächtes Skelett schon anfällig für Knochenbrüche war. Liliane Erhart hatte gehofft, durch positives Denken und Tai Chi ihre Selbstheilungskräfte aktivieren zu können. Medikamentöse Behandlungen lehnte sie generell ab. Erst nach längerem Zögern willigte sie aufgrund ihres sich verschlechternden Zustandes schließlich doch in die Therapie ein. Zunächst war diese jedoch nicht sonderlich erfolgreich. Die damals allgemein verfügbaren Medikamente haben ihr nicht genügend geholfen. Für die weitere Behandlung wären nur Strahlentherapie und Schmerzmedikamente zur Verfügung gestanden.

Allerdings hatte sie Glück im Unglück, denn zu diesem Zeitpunkt wurde ein neues Medikament in einer klinischen Studie gegen ihre Krebserkrankung auf seine Wirksamkeit erprobt. Nachdem sie alle Kriterien für die Teilnahme erfüllte und mit der Teilnahme an der Studie einverstanden war, konnten wir das neue Mittel bei ihr einsetzen. Dies führte glücklicherweise zu einer dramatischen Linderung ihrer Schmerzen und Besserung ihres allgemeinen Befindens, sodass sie schließlich ihr Tai Chi wieder aufnehmen konnte.

Tai Chi ist körperlich durchaus anstrengend und belastet das Skelett. Kein Wunder, denn schließlich handelt es sich ursprünglich um eine Kampfsportart. Einige Bewegungsabläufe davon praktizieren die Chinesen inzwischen als Volkssport und viele sehen in Tai Chi eine Art Bewegungs-Philosophie, die der Gesundheit und der inneren Klarheit dient.

Ob Liliane Erhart deshalb so gut auf die Therapie angesprochen hat, lässt sich nicht mit wissenschaftlicher Sicherheit sagen. Sicher bin ich allerdings, dass das Training gut für ihr emotionales Wohlbefinden war. Sie betrieb es in der Überzeugung, den Krebs auf diese Weise in Schranken halten zu können. Dabei war sie so engagiert, dass einige Kollegen und ich sie zu einem internationalen Patiententreffen einluden, wo sie von ihrem Umgang mit ihrer Krankheit berichtete. Andere Patienten ließen sich von ihr inspirieren, schon weil sie bewies, dass Krankheit nicht unbedingt Kontrollverlust bedeutet. Ihre Selbstdisziplin ermöglichte ihr regelmäßiges Training, womit sie unabhängig von medizinischen Apparaten ihre Muskulatur, Fitness und seelische Ausgewogenheit gestärkt hat.

Wenn mich jemand fragt, was er selbst dazu beitragen kann, seine Prognose zu verbessern, oder was er tun kann, um gesund zu bleiben, fällt mir manchmal auch Liliane Erhart ein. Denn sie hat auf beeindruckende Weise vorgelebt, wie Sport uns sowohl physisch als auch psychisch in die Lage versetzt, Herausforderungen zu bewältigen, zu denen das Leben mit einer Krebserkrankung ebenso gehört wie der Versuch, gesund zu bleiben.

Seit damals empfehle ich allen Patienten, die eine eingreifende medizinische Intervention wie eine Operation oder

Chemotherapie vor sich haben, auch ein regelmäßiges körperliches Training zu absolvieren, wobei als einfache Faustregel gilt: Das Training sollte zumindest drei Mal eine halbe Stunde pro Woche betragen. Dabei sollte der Puls in etwa auf eine Höhe angehoben werden, die sich aus der Zahl 180 minus dem Alter des Patienten errechnet, also bei einem 50-Jährigen auf 130 Herzschläge pro Minute.

Auch geringe sportliche Aktivität kann eine positive Wirkung erzielen, allerdings gibt es eine Dosis-Wirkungs-Beziehung, sodass es nicht schadet, hier ein wenig mehr als zu wenig zu tun.

In diesem Zusammenhang sind wissenschaftliche Untersuchungen interessant, die zeigen, dass Patienten, die körperlich intensiv trainieren, die Belastungen einer hochdosierten Chemotherapie besser überwinden. Sie haben weniger Nebenwirkungen, weniger Übelkeit, weniger Infektionen, benötigen weniger Antibiotika und können in der Regel etwas früher entlassen werden[33].

Dementsprechend haben wir bei uns im Krankenhaus Fahrradergometer angeschafft, die Patienten bei stationärem Aufenthalt während länger dauernden Therapien in ihren Zimmern nutzen können.

Wie zum Beispiel bei einer Transplantation von Stammzellen. Bei diesem Verfahren entnehmen wir Patienten vor der Chemotherapie Blutstammzellen, frieren sie ein und geben sie ihnen parallel zur Chemotherapie zurück. Damit kann die unerwünschte Unterdrückung der Blutbildung durch die hochdosierte Chemotherapie verkürzt und damit die Sicherheit der Behandlung erhöht werden, was eine frühere Entlassung der Patienten ermöglicht.

Das Risiko für einen Rückfall bei einer Krebserkrankung hängt von der Art der Erkrankung, vom Krankheitsstadium, von bestimmten tumorspezifischen Faktoren, aber auch vom Lebensstil der Patienten ab. Betroffene haben es in der Hand, ihr Schicksal teilweise mitzugestalten. In mehreren entsprechenden Studien haben Forscher untersucht, inwiefern sich das Rückfallrisiko durch körperliches Training beeinflussen lässt. Die eine Gruppe bekam ein rigoroses Trainingsprogramm verschrieben, während die anderen lediglich den Ratschlag bekamen, sich zu bewegen. Die Gruppe mit dem Sportprogramm hatte ein signifikant geringeres Rückfallrisiko.

Eine so erfreuliche Wirkung wurde sowohl bei Patienten mit Dickdarmkrebs als auch mit Brustkrebs beobachtet. Ähnlich positive Effekte können wir mit einigem Recht auch bei anderen Erkrankungen inklusive verschiedener Krebserkrankungen erwarten. Aus diesem Grund rate ich fast allen meinen Patienten, körperliches Training als eine der wirksamsten, nebenwirkungsärmsten und auch preiswertesten Drogen zu betrachten und diese mehrmals wöchentlich zu konsumieren. Ich bin optimistisch, dass sich diese Empfehlung zunehmend durchsetzen wird.

Die prophylaktische Wirkung von körperlicher Aktivität

Körperliche Aktivität wirkt sich nicht nur im Bereich der Herz-Kreislauf-Erkrankungen und bei Patienten, die bereits an Krebs erkrankt sind, vorteilhaft aus. Eine 2016 von der wissenschaftlichen Zeitschrift JAMA Internal Medicine publizierte Studie[34] hat auch bei gesunden Personen eine prophylaktische Wirkung gegenüber dem Auftreten bestimmter Krebserkrankungen festgestellt. Es wurden Daten von 1,44 Millionen amerikanischen und europäischen Erwachsenen gesammelt und analysiert. Dabei zeigte sich, dass bei regelmäßiger körperlicher Aktivität das Risiko, an Krebs zu erkranken, um bis zu 25 Prozent sinkt. Bereits früher hatten Studien aufgezeigt, dass Hochleistungssportlerinnen seltener an Brustkrebs erkrankten als andere Frauen.

Der Einfluss körperlicher Fitness auf unsere Gesundheit mag uns von allen fünf Dingen, die wir tun können, um gesund zu bleiben, am vertrautesten und plausibelsten erscheinen. Doch stichhaltige wissenschaftliche Beweise dafür haben sich erst in den vergangenen Jahren verdichtet, und sie werden immer konkreter und detaillierter.

So berichtete Steven Moore vom amerikanischen Krebsforschungszentrum »National Cancer Institute« in der Fachzeitschrift PloS One[35], dass schon Walken im Ausmaß von mehr als einer Stunde pro Woche die Lebenserwartung um mehr als ein Jahr steigern kann. Für die Untersuchung hatte ein Forscherteam 650.000 Erwachsene im Alter von vierzig Jahren oder älter durchschnittlich zehn Jahre lang begleitet.

Teilnehmer, die etwas mehr Sport betrieben, zum Beispiel 2,5 Stunden pro Woche walkten, lebten im Durchschnitt 3,4 Jahre länger als Teilnehmer, die gar keinen Sport betrieben. Teilnehmer, die besonders viel sportlicher Aktivität nachgingen, gewannen sogar 4,2 Jahre Lebenszeit dazu. Vieles muss die Wissenschaft in diesem Bereich noch herausfinden. Wie zum Beispiel körperliche Aktivität und Krebs im Detail zusammenhängen und warum körperliche Aktivität das Krebsrisiko senkt, wissen wir noch nicht genau. Sieben Erkenntnisse darüber sind allerdings weitgehend abgesichert.

Erstens. Ausdauertraining verhindert oder reduziert Übergewicht, welches zur vermehrten Ausschüttung von verschiedenen Botenstoffen führt, die das Wachstum von bestimmten Zellen steigern, was wiederum das Krebsrisiko erhöht.

Zweitens. Körperliche Aktivität steigert die Aktivität unseres Abwehrsystems, wodurch Tumorzellen effektiver in Schach gehalten werden können.

Drittens. Wissenschaftliche Untersuchungen legen einen Zusammenhang nahe zwischen körperlicher Aktivität und der Fähigkeit zur Reparatur von Defekten in unserer Erbsubstanz, die zur Entstehung von Krebserkrankungen beitragen können.

Viertens. Bei körperlicher Aktivität verbrennen wir Kohlenhydrate. Dadurch sinkt der Blutzuckerspiegel, was in weiterer Folge zu einer Reduktion von Botenstoffen führt, die Zellwachstum und somit auch die Entstehung und Ausbreitung von Krebszellen begünstigen.

Fünftens. Das mit körperlicher Aktivität einhergehende Gefühl, Kontrolle über unseren eigenen Körper zu haben, bringt positive Effekte. Es stärkt uns bewusst und unbewusst, wenn wir wissen, dass wir einen Dreitausender besteigen, ein Segelboot steuern oder einen See durchschwimmen können.

Sechstens. Körperliche Aktivität hat den nicht zu unterschätzenden Vorteil, dass sie unseren Körper attraktiver macht, was ein nicht nur sprichwörtlich gesundes Selbstwertgefühl fördert.

Siebtens. Bei Mannschaftssportarten kommen die positiven sozialen Wirkungen noch dazu. Es tut auch beim Sport gut, Teil eines größeren Ganzen zu sein und mit den anderen Mitgliedern eines Teams zu scherzen und zu lachen.

Zusätzlich zu den oben angeführten Vorteilen bezüglich Krebs hat körperliche Aktivität eine Reihe weiterer Vorteile. Sie ...

- verbessert unsere Wahrnehmungsfähigkeit und unser Gedächtnis
- stärkt das Herz-Kreislauf-System

- verbessert die Sexualfunktion und unsere sexuelle Erlebnisfähigkeit
- senkt den Cholesterinspiegel und damit das Risiko für Gefäßerkrankungen
- reduziert den Blutdruck
- reduziert das Risiko für Zuckerkrankheit
- erleichtert die Gewichtskontrolle und
- verbessert die Schlafqualität

Unsere Gesellschaft wäre schon aus finanziellen Gründen gut beraten, eine Kultur des Gruppensportes und der körperlichen Aktivität insgesamt zu fördern. Über den Daumen gerechnet könnte sich eine Millionenstadt ein bis zwei Krankenhäuser sparen, wenn ihre Bürger regelmäßig körperlich aktiv wären. Denn durch ausreichend Sport gäbe es nicht nur weniger Krebspatienten, sondern viel weniger übergewichtige Personen und Menschen mit hohem Blutdruck und Diabetes, es gäbe weniger Schlaganfälle und Herz-Kreislauf-Erkrankungen. Mit mehr Sport oder sonstiger körperlicher Aktivität ließen sich viele unserer Zivilisationskrankheiten einfach und kostengünstig vermeiden. Auf diese Weise könnten wir eine insgesamt fittere und zufriedenere Gesellschaft mit längerer Lebenserwartung werden.

Die Wirkung von körperlicher Aktivität auf unser Gehirn

Körperliche Aktivität hat nicht nur positive Auswirkung auf unseren Körper, sie ist auch gut für unser Gehirn. Das belegte unter anderem eine Forschergruppe der Universität Ulm[36]. Die Wissenschaftler baten etwa achtzig Erwachsene im Alter zwischen 17 und 47 Jahren, sich einer von zwei Gruppen anzuschließen. Die eine sollte vier Monate lang dreimal die Woche ein Ausdauertraining absolvieren, die andere nicht. Vor, während und nach dem Experiment testeten die Hirnforscher das räumliche Vorstellungsvermögen, die Konzentrationsfähigkeit und das Gedächtnis aller Teilnehmer. Die räumliche Vorstellungskraft und die Konzentrationsfähigkeit der sportlichen Gruppe verbesserten sich dabei deutlich.

Die Forscher gehen davon aus, dass regelmäßige körperliche Aktivität unseren Hormonhaushalt günstig beeinflusst, indem sie unter anderem zu einem langsameren Abbau des Botenstoffes Dopamin beiträgt. Sinkt der Dopamin-Spiegel, lassen Aufmerksamkeit, Konzentration und andere geistige Fähigkeiten nach. Manche Menschen bauen dieses Hormon, genetisch bedingt, besonders rasch ab. Für sie ist Bewegung besonders wichtig.

Offen bleibt, ob diese einfache Erklärung bezüglich des Dopamin-Spiegels der Komplexität unseres Organismus ausreichend gerecht wird. Dies muss noch von weiteren Studien untermauert werden. An der Tatsache des Nutzens regelmäßiger körperlicher Aktivität auch für unsere geistigen Fähigkeiten ist jedoch nicht zu rütteln.

Die Experimente des Hirnspezialisten Stefan Schneider vom Institut für Bewegungs- und Neurowissenschaft der Sporthochschule Köln[37] zeigen, dass sich unsere Gehirnaktivitäten verändern, wenn wir uns bewegen. Wir aktivieren den motorischen Kortex, unsere Steuerzentrale für Bewegungen und Koordination.

Zugleich fahren wir den präfrontalen Kortex herunter, der für logisches Denken und Planen zuständig ist. Schneider untermauerte damit wissenschaftlich, was viele Menschen, die Sport betreiben, spüren: Sie haben danach den Kopf wieder frei und können besser denken.

Das körperliche Trägheitsmoment

In früheren Phasen der Menschheitsgeschichte, in denen das Überleben noch ein unentwegter Kampf gegen natürliche Feinde sowie um ausreichend Nahrung war, wäre ein Alltag ohne ständige Bewegung gar nicht denkbar gewesen. Unser körperliches Trägheitsmoment erfüllte damals eine sinnvolle Aufgabe. Es diente der Konservierung von Energie.

In unserer westlichen Gesellschaft hingegen sind weder die Bedrohung durch wilde Tiere noch existenzgefährdender Hunger eine statistisch relevante Größe. Stattdessen lockt in unseren Kühlschränken und Vorratskästen oder spätestens im nächsten Supermarkt ein Nahrungsangebot, das sogar Könige aus vergangenen Zeiten vor Neid erblassen lassen würde, zumindest so lange sie niemand über die Inhaltsstoffe aufklärt. Gleichzeitig sinkt die Notwendigkeit, uns zu bewegen, immer weiter. Motorfahrzeuge aller Art inklusive Elektro-Scooter und Segway als elektrischer Untersatz sowie der Einzug der Computertechnologie in die Haushalte und der Smartphones in jede Hosen- oder Handtasche haben unsere mit Muskelkraft zu bewältigenden Wege verkürzt und entsprechende Tätigkeiten vermindert.

In kürzester Zeit hat die technische Entwicklung zu einer in der Menschheitsgeschichte noch nie dagewesenen allgemeinen körperlichen Erlahmung bei gleichzeitiger technischer Beschleunigung geführt.

Daher ist es nicht angebracht, unsportliche Menschen zu stigmatisieren. Unser körperliches Trägheitsmoment hat genau wie unser geistiges eine evolutionäre Grundlage. Allerdings müssen wir erkennen, dass die Kluft zwischen dem, was die Evolution in uns angelegt hat, und dem, was uns die wissenschaftlichen Erkenntnisse und gesellschaftlichen Entwicklungen nahelegen, immer größer wird. Wir müssen gegensteuern, auf individueller ebenso wie auf gesellschaftlicher Ebene, wenn wir nicht große Nachteile für unsere Gesundheit in Kauf nehmen wollen.

Die erste Falle, die droht, uns in die Trägheit zurückzuwerfen, ist in unserem eigenen Kopf. Unsere Erwartungen an die Steigerbarkeit unserer Fitness sind geprägt von Bildern von dauerjoggenden Fitness-Gurus mit gestählten Körpern. Wenn wir an die Integration von Bewegung in unser Leben mit solchen Vorbildern herangehen, wird es mühsam. Dann legen wir uns vielleicht zum Einstieg eine mehr oder weniger kostspielige Ausrüstung zu und stürzen uns zwei bis drei Wochen lang in die Selbstquälerei, die am Ende nur dazu führt, dass wir unmotivierter sind als davor.

Ich halte es außerdem für ein grundlegendes und bedauerliches Missverständnis, Bewegung als etwas zu betrachten, das wir aus gesundheitlichen oder ästhetischen Gründen mit möglichst viel Disziplin und krausen Programmen neben unserem Beruf und unserer Freizeitgestaltung zu absolvieren haben. Bewegung wird zur Arbeit an uns selbst, zu etwas, zu dem wir uns zwingen müssen, was umso schwerer ist, als dieser Zwang nicht von außen kommt, sondern wir selbst ihn uns auferlegen müssen. Diese Einstellung ist wohl symptomatisch für die neue Form der Entfremdung zwischen uns und unserem Körper.

Wenn wir die gesundheitlichen Vorteile von körperlicher Aktivität nutzen wollen, geht es in Wirklichkeit darum, sie auf natürliche, unprätentiöse und spielerische Weise in unser Leben zu integrieren. Es geht dabei nicht um Spitzenleistungen. Kontinuität ist vom Standpunkt der Gesundheit her betrachtet viel wichtiger. Wie bereits erwähnt, können schon wenige Stunden Walken pro Woche einen nennenswerten Unterschied machen.

Wer mehr will, sollte beim Erreichen von sportlichen Zielen zuallererst einen gesunden Realismus an den Tag legen. Sonst droht aufgrund der hausgemachten Frustration etwas, das wir aus dem Diät-Bereich als Jo-Jo-Effekt kennen, wo zu rasche Gewichtsabnahme alsbald wieder zur Zunahme führt. Empfehlenswert ist es, sich selbst beim Sport genau zu beobachten, die Ziele der eigenen Leistungsfähigkeit anzupassen und langsam zu steigern.

Als ich im Alter von etwa fünfzig Jahren entdeckte, dass mein Cholesterinspiegel zu hoch war und ich besser etwas dagegen unternehmen sollte, schenkten mir meine Freunde ein schwarzes Vélosolex, ein in Frankreich beliebtes Fahrrad mit Hilfsmotor über dem Vorderrad, das als Vorläufer der heute üblichen E-Bikes angesehen werden kann. Damit fuhr ich von da an ins Krankenhaus, und irgendwann war ich so weit, auf ein Fahrrad umzusteigen, auf eines ohne Motor.

Radfahren ist für mich seither eine einfache Möglichkeit, Bewegung in meinen Alltag zu integrieren, besonders in einer Stadt wie Wien, wo die Distanzen überschaubar und die Radwege leidlich gut ausgebaut sind. Seit ich das tue, frage ich mich, weshalb ich früher mit dem Auto gefahren bin und warum andere Städter das nach wie vor tun.

Manche benutzen als Ausrede, sie würden den gesundheitlichen Vorteil durch die im Straßenverkehr intensiver eingeatmete schlechte Luft wieder einbüßen. Was so natürlich nicht stimmt. Wenn wir nicht pausenlos in vierspurigen Stauzonen unterwegs sind, überwiegen die Vorteile immer.

Einer meiner Freunde war jahrelang in einem großen europäischen Gesundheits-Konzern in führender Position tätig. Häufig, und so auch bei ihm, sind solche Aufgabenbereiche verbunden mit zahlreichen belastenden Konfrontationen, die durchzustehen auf Dauer substantielle Folgen für seine Gesundheit hatte.

Wegen seiner hohen Blutfette und seines überhöhten Blutdrucks kam es an mehreren Stellen zu Gefäßverengungen, die letztlich zu einem Herzinfarkt führten. Daraufhin mussten ihm drei Stents implantiert werden und er musste laufend 14 verschiedene Medikamente einnehmen.

Das war für ihn ein Wendepunkt. Er hat seinen Beruf aufgegeben und sein Leben neu organisiert. Er wurde ehrenamtlicher Sanitäter und Rettungsfahrer. Aber nicht nur das. Als er sich körperlich soweit erholt hatte, dass er sich vor den Strapazen nicht fürchten musste, ist er den Jakobsweg gegangen. Er ist von Genf gestartet und war drei Monate unterwegs. Am Ziel in Santiago de Compostela hatte er acht Kilogramm abgenommen, sein Blutdruck war normal, seine Blutfette auch normal und er konnte 12 von den 14 Medikamenten absetzen. Diese Geschichte mag belegen, wie bemerkenswert die gesundheitliche Auswirkung von Bewegung sein kann.

Allen, die es sich aus zeitlichen oder finanziellen Gründen nicht leisten können, drei Monate am Jakobsweg zu verbringen, sei insbesondere Yoga empfohlen. Yoga lässt sich immer und überall ohne großen Aufwand praktizieren. Auch in den eigenen vier Wänden. Es gibt immer mehr wissenschaftlich fundierte Daten, die belegen, dass Yoga in den verschiedensten Lebenslagen und -situationen zu körperlicher Fitness und emotionalem Wohlbefinden beiträgt.

Wegen dieser Daten habe ich bereits vor längerer Zeit damit begonnen, meinen Patienten Yoga besonders ans Herz zu legen. Bis ich mir erst jüngst gedacht habe, es wäre eigentlich an der Zeit, einmal selbst zu erfahren, wie sich Yoga auf mein Körpergefühl und meine Lebensfreude auswirkt. Also haben meine Frau und ich uns einer Yogagruppe angeschlossen, um ein bis zweimal pro Woche den herabschauenden Hund und die Heuschrecke zu üben. Was nicht nur eine gute Möglichkeit ist, Bewegung in den Alltag zu integrieren und Freunde zu treffen, sondern auch, über sich selbst lachen zu lernen.

Nach wenigen Yogastunden muss ich sagen, dass die Zeit wirklich sehr gut investiert ist. Einer der Vorteile von Yoga ist der starke Fokus auf das Zusammenspiel zwischen Körper, Geist und Seele. Unser Bewusstsein insbesondere für die Bewegungsabläufe und unsere Atmung wird wesentlich stärker angesprochen als bei anderen körperlichen Aktivitäten. Vielleicht liegt darin das besondere Geheimnis der Effektivität von Yoga. In meinem Fall waren nach wenigen Wochen diskrete Kreuzschmerzen, die mich seit Jahren gestört hatten, verflogen.

Im Fitnessbereich gibt es laufend neue Trends. Die eine oder andere Aktivität wird medial hochgelobt, ohne dass genügend Evidenz bezüglich des behaupteten oder tatsächlichen Nutzens vorliegt. Offensichtlich entspricht die kurze Halbwertszeit der Fitnesstrends, die morgen schon wieder Schnee von gestern sind, einem Bedürfnis unserer Gesellschaft nach Abwechslung. Damit wird unsere Neugierde befriedigt und wir bekommen das Gefühl, Teil einer modernen, sich rasant wandelnden Gesellschaft zu sein. Das mag auch ein motivierender und mithin positiver Effekt sein, während die Empfehlung von Yoga vergleichsweise wenig innovativ anmutet. Welcher Art von körperlicher Aktivität der Vorzug gegeben wird, muss letztlich jeder für sich selbst entscheiden.

Es gibt Menschen, zu denen Tanz oder rhythmische Sportgymnastik passt, zu anderen passt Klettern, zu wieder anderen passen Ausdauersportarten wie Schwimmen, Laufen oder Radfahren. Megatrends wie Krafttraining mit dem eigenen Körpergewicht sind genauso wie Golf, Tai Chi oder Yoga Alternativen, aus denen der Einzelne für sich das Passende wählen kann. Hauptsache, es macht Spaß und wirkt der Verlockung zur körperlichen Trägheit dauerhaft entgegen.

Einen guten Hinweis darauf, was zu uns passen könnte, können wir von unseren Vorlieben in der Kindheit ableiten. Damals folgten wir bei unserer körperlichen Betätigung keinen Gurus oder Trends, sondern unseren natürlichen Präferenzen, Impulsen und Instinkten. Wenn wir schon damals gerne eislaufen waren, tun wir das wahrscheinlich heute auch noch und können es zusätzlich im Sommer mit Rollerblades versuchen.

Jene, die einen stärkeren Hang zu sozialen Interaktionen haben, werden sich mit Mannschaftsspielen wie zum Beispiel Volleyball oder Fußball leichter tun. Andere, die eher Einzelgänger sind, werden einsame Radtouren präferieren.

Bewegung in unseren Alltag zu integrieren funktioniert am besten über das Lust-Prinzip. Ganz ohne Disziplin geht es aber auch nicht. Diese spielt für uns alle eine gewisse Rolle, besonders für Anfänger und Wieder-Anfänger. In diesem Zusammenhang kann sich eine alte Regel als nützlich erweisen: Überlege dir gut, ob du heute wirklich Joggen, Volleyball spielen oder Yoga machen willst, aber überlege es dir erst, während du schon joggst, Volleyball spielst oder Yoga machst.

LEICHTER ESSEN

Warum fällt es uns so schwer, leichter und weniger zu essen? Es ist noch gar nicht so lange her, da waren weite Teile der Menschheit auch in unseren Breiten von einem ständigen Mangel an Nahrung geplagt. In der Menschheitsgeschichte war ein ständiges Hungergefühl wohl über weite Strecken ein Normalzustand. Umso verständlicher, dass unser Körper nach wie vor darauf ausgelegt ist, Reserven anzulegen. In unserer Gesellschaft ist dies jedoch fatal.

Wie viele Menschen unseres Kulturkreises habe auch ich aus meiner Familie falsche Ernährungsgewohnheiten mitbekommen. Meine Mutter hatte ihre Zuneigung gerne in Form von üppigem Essen ausgedrückt. Sie stammte aus einer Zeit, in der Mangel herrschte. Sie hatte im Krieg erlebt, dass Menschen verhungert waren, weshalb die Sicherung der leiblichen Existenz für sie einen ganz besonderen Stellenwert hatte. So etwas wie Gesundheitsbewusstsein bei der Ernährung wäre damals Luxus gewesen, ganz abgesehen davon, dass das Wissen darüber noch fehlte.

Als ich noch jung war, machte mir das nichts aus. Damals war ich einer von jenen, die essen können, so viel sie wollen, ohne auch nur ein Gramm zuzunehmen. Manche Menschen haben insbesondere in jüngeren Jahren dieses Glück. Ihr Stoffwechsel baut überschüssige Nahrung erfolgreich ab, ohne dass der Kalorienberg sich ungünstig auf ihr Gewicht auswirkt. Bei den meisten Menschen jedoch werden die zugeführten Kalorien zu einem großen Teil auch tatsächlich vom

Körper aufgenommen. Wenn wir mehr Kalorien zu uns nehmen, als wir brauchen, führt das zu einer Ansammlung von überflüssiger Körpersubstanz. Dieses überflüssige Fettgewebe belastet unseren Körper.

Irgendwann fiel mir auf, dass mein Vater einen Bauch bekam. Seinen Essrhythmus, bestehend aus üppigem Frühstück, Mittag- und Abendessen hatte er über die Jahre beibehalten, bei gleichbleibender sehr beschränkter körperlicher Aktivität. Zum Abendessen trank er gerne Bier oder Wein. Zuletzt litt er an einer Arteriosklerose und koronarer Herzerkrankung, was ihn leider zu früh das Leben gekostet hat.

Heute denke ich oft daran, dass er vielleicht noch viele Jahre gelebt hätte, wäre das medizinische Wissen über den Zusammenhang zwischen Ernährung und Gesundheit fortgeschrittener gewesen. Dass ich meinem Vater nicht einmal als Arzt helfen konnte, belastet mich heute noch. Auch mir war der Zusammenhang damals zu wenig bewusst.

Es kam der Zeitpunkt, zu dem meine eigenen Cholesterinwerte erhöht waren und ich Cholesterinsenker nehmen musste. Das mag heute so üblich sein. Viele Ärzte verschreiben Männern ab einem gewissen Alter nahezu prophylaktisch Cholesterin-Senker. Dennoch beunruhigte mich das. Auch deshalb, weil mir bei meiner Auseinandersetzung damit klar wurde, dass die breit verfügbaren Informationen über Cholesterin-Senker einseitig sind. Dafür sorgt die Pharma-Industrie, der sie 160 Milliarden Euro Umsatz im Jahr bringen, mit cleverem Marketing. Selbst viele Ärzte übersehen, dass die Nebenwirkungen dieser Medikamente bedenklich sein können. So wird seit langem ein Zusammenhang zwischen der Einnahme der Cholesterin-Senker und den kognitiven Fähigkeiten unseres Gehirns diskutiert, was nichts anderes heißt, als dass ein möglicher Zusammenhang mit Demenzerkrankungen im Raum steht.

Zudem entstand auch durch meinen Beruf ein innerer Konflikt. Ich konnte doch nicht meinen Patienten weniger und leichteres Essen empfehlen, während ich selbst Cholesterin-Senker einnahm, damit ich meine Essgewohnheiten, nämlich weiterhin schwer und viel zu essen, nicht umstellen musste.

Für mich war damals ein viele Jahre älterer Kollege ein Vorbild in vielerlei Hinsicht. Was seine Ernährung betraf, so verzichtete er immer auf das Mittagessen, trank keinen Alkohol, viel Tee, und das schon zu einer Zeit, als mein Vater noch lebte. Dieser Internist war seiner Zeit offensichtlich voraus gewesen. Er hatte wohl einfach gespürt, wie wichtig sein Lebensstil für seine Gesundheit war. Inzwischen weiß ich, dass er 96 Jahre alt wurde und bis ins hohe Alter als Arzt arbeitete. Offensichtlich lag ich goldrichtig, ihn als mein Vorbild punkto Ernährung zu wählen.

Bei der Überwindung meines Trägheitsmomentes hatte ich als Arzt einen Vorteil. Ich sah jeden Tag, zu welchem körperlichen und seelischen Leid falsche Ernährung führen kann. Ich hatte keine Möglichkeit, das zu verdrängen. Für mich war deshalb klar, dass ich nicht zu denen gehören wollte, die für den kurzfristigen Genuss üppiger Mahlzeiten langfristig einen hohen Preis zahlen.

Die schwierigste aller Ernährungsumstellungen

In Sachen Ernährung wird der wichtigste Punkt immer der gleiche bleiben. Egal, was wir essen, wenn wir zu viel wiegen, sollten wir weniger davon essen. Ich gebe zu, dass dies lapidar ist und trivial klingt. Trotzdem ist genau das meistens die schwierigste aller denkbaren Ernährungsumstellungen.

Dies aus gutem Grund: Essen verschafft eine einfache Form der Befriedigung und ist nur bei besonders feinfühligen Gourmets mit dem Risiko verbunden, eine unmittelbare Enttäuschung zu bescheren. Beinahe garantierte Befriedigung, einfach nur konsumieren, ohne in diesem Moment sonderlich gefordert oder abhängig zu sein, was wollen wir mehr? Essen ist ein sehr stabiler Faktor in unserem Leben. Die Menschen freuen sich meistens auf das nächste Essen und essen gerne.

Wir brauchen als erwachsene Menschen täglich etwa 2.400 Kalorien. Wenn wir beim Frühstück zwei Scheiben Brot mit reichlich Butter und Marmelade konsumieren, kommen wir schnell in die Nähe von tausend Kalorien. Da ist der gesüßte Kaffee, das Glas Milch, der Kakao oder der Fruchtsaft noch nicht mitgerechnet. Die meisten Menschen in unserer Gesellschaft nehmen zu viele Kalorien zu sich. Sie sind das seit ihrer Jugend gewohnt und hinterfragen üblicherweise nicht ihre althergebrachten Ernährungsgewohnheiten. Wen kümmert es, dass eine Portion Tiramisu zehnmal so viele Kalorien hat wie eine Portion Ratatouille? Wir lassen den Gusto entscheiden. Und das ist auf Dauer selbstgefährdend.

Es macht einen großen Unterschied, ob das Herz 70 oder 120 Kilo Körpergewicht mit Blut versorgen muss. Der Herzmuskel kann sich nicht endlos an die erhöhten Anforderungen anpassen und so muss das Herz eines Übergewichtigen eine enorme Mehrleistung erbringen, die letztlich zu gravierenden Folgen bis hin zum Herzversagen führen kann.

Auch in Bezug auf Krebserkrankungen ist übermäßiges Essen ein Problem. Je mehr wir essen und aus je mehr Zellen wir bestehen, desto mehr Zellteilungen finden in unserem Körper statt, und desto wahrscheinlicher ist es, dass bei einer Zelle etwas schief läuft.

Vermehrtes Körperfett führt auch zu höherem Entzündungsrisiko, erhöhter Insulinproduktion und erhöhtem Östrogenspiegel, alles Faktoren, die das Risiko für das Auftreten von Gendefekten, also von Fehlern in der Schaltzentrale einer Zelle, steigern. Kommt es zum Auftreten weiterer Fehler, so kann das letztlich zur Katastrophe, nämlich zu Krebs führen.

Obwohl das Wissen um diese Risiken sich in den letzten Jahrzehnten in der Bevölkerung herumgesprochen hat, sind wir von einer allgemeinen Umstellung der Ernährung oder gar einer Reduktion unseres Nahrungsmittelkonsums weit entfernt. Vielmehr geben wir unseren Kindern oft Unmengen an Süßigkeiten, weil wir glauben, ihnen damit Gutes zu tun, ohne zu verstehen, dass wir damit ihre körperliche und oft auch ihre seelische Gesundheit gefährden.

Durch Umstellung auf vegetarische Ernährung würden wir darüber hinaus auch viel tierisches Leid wie Legebatterien, lange Transporte etc. verhindern und die Umwelt schonen.

Noch dazu werden Unmengen an Nahrungsmitteln weggeworfen. Wir alle fühlen uns gefangen in diesem Unwesen, sind aber auch mitverantwortlich, da wir zumindest durch bewussteren Konsum dagegen steuern könnten.

Erst jüngst hatte ich ein Gespräch mit einer Freundin. »Du kennst mich«, sagte sie. »Was kann ich tun, um mein Krebsrisiko zu senken?«

Ich kenne sie als gesellige und lebenslustige Frau, eine Galeristin, die ihren Beruf aus purer Freude daran ausübt, ohne davon abhängig zu sein, die sich dabei auch immer wieder gestresst gibt, doch es scheint immer positiver Stress zu sein. Sie ist eine besonders umwelt- und ernährungsbewusste Frau, die gegen Gentechnik eintritt und wahrscheinlich selbst bei ihrer Kleidung Bioware kaufen würde, wenn diese schicker wäre. Sie macht vermutlich in ihrem Leben ziemlich viel richtig. Dennoch musste ich nicht lange mit meiner Antwort zögern. Ich überlegte nur, wie ich sie formulieren konnte, ohne ihr zu nahe zu treten. »Stell deine Ernährung um«, sagte ich.

Sie war nicht überrascht. Um zu erkennen, dass sie zu viel aß, brauchte es keine medizinische Expertise. »Ich esse aber so gerne«, sagte sie. »Ich will darauf nicht verzichten. Hast du keine anderen Vorschläge?«

Wenig später las sie in einem Ernährungsratgeber über das Hormon Cortisol, das im Körper bei Stress freigesetzt wird und sodann aufgenommene Kalorien besonders effektiv in Fett verwandelt. Um diesen Mechanismus auszutricksen, wollte sie von mir wissen, ob es ein Medikament gibt, das den Cortisol-Spiegel senkt.

Das war eine durchaus intelligente Überlegung. Dennoch belegte ihr Gedankengang für mich vor allem, dass die meisten Menschen wirklich alles lieber tun, als weniger zu essen. Da sind dann sogar Frauen wie diese Freundin aus medizinisch nicht vertretbaren Gründen mit einem Mal bereit, aus ihrer Sicht böse Chemie zu schlucken.

Abgesehen davon hat ihre Überlegung einen Haken. Mit dem Stress steigt nicht nur der Cortisol-Spiegel. Die landauf landab bevorzugte Maßnahme zum Abbau von Stress ist die Nahrungsaufnahme. Essen entspannt uns. Wenn sich also der Stress nicht deutlich reduzieren lässt, dann nützt es auch nicht viel, nur den Cortisol-Spiegel zu senken, wenn dem Körper gleichzeitig zu viele Nährstoffe zugeführt werden.

Gescheiter wäre es, Stress gar nicht erst aufkommen zu lassen oder, wenn das, wie in unserer Gesellschaft leider üblich, nicht leicht möglich ist, Stress nicht durch Essen und möglichst auch nicht durch Rauchen abzubauen, sondern sich einen sonstigen Genuss zu gönnen. Dies je nach Vorlieben des Einzelnen: Lesen, Musik hören, Sport, geselliges Zusammentreffen, Massage oder hinein ins Grüne, vieles ist denkbar.

Anhand dieser Beispiele bemerken wir jedoch gleich, dass Alternativen zum Essen und Rauchen in den meisten Situationen mit etwas mehr Aufwand verbunden sind. Entweder wir brauchen wirklich Ruhe und Zeit oder gar andere Personen dazu. Essen und Rauchen hingegen gehen schnell zwischendurch und sind einigermaßen kompatibel mit der Arbeitswelt, auch wenn die Raucher zunehmend aus den Bürogebäuden auf die Straße oder zur Güte in eigene Räume gedrängt werden.

Die meisten Genüsse können im Privatleben erfüllt werden. Stress entsteht aber meist im Berufsleben und will denn auch vorzugsweise zeitnah dort abgebaut werden, wo er entsteht. Außerdem brauchen wir beim Arbeiten Energie und von Zeit zu Zeit kleine Pausen. Daher ist es so schwer, dem kleinen Snack zwischendurch zu widerstehen, dem Zucker im Kaffee, dem Stück Schokolade in der Lade.

Der stressreduzierende Genussfaktor kann zudem durch die Fähigkeit gesteigert werden, Genuss zu erleben und zum Erlebnis zu machen. Nicht umsonst wird das Essen im Kleinen wie im Großen zelebriert. Wir machen daraus oft ein Ritual. Und tun gut daran. Je mehr Genuss aus dem Drumherum gezogen werden kann, desto weniger drängt es uns, zu essen.

Auch langsames Essen kann helfen, weniger zu essen, weil unser Körper erst mit ein paar Minuten Verzögerung zurückmeldet, dass er jetzt satt ist. Die Kalorien, die wir in diesen Minuten nachschaufeln, könnten wir durch ein wenig Warten leicht auslassen. Ein weiterer kleiner Trick besteht darin, den Magen mit Flüssigkeit anzufüllen. Trinken größerer Mengen von Wasser reduziert unseren Appetit.

Außerdem können wir unseren Appetit konditionieren. Essen wir zunehmend größere Mengen, führt dies zu mehr Appetit beim nächsten Mal. Wie eine kleine Kettenreaktion. Wenn wir hingegen konsequent etwas weniger essen, gewöhnt sich unser Appetit auch daran. Auch diesen Mechanismus können wir bewusst nutzen, um langsam unsere Nahrungsaufnahme zu reduzieren.

Manche Menschen sagen mir, dass sie es beim besten Willen nicht schaffen. Dass sie einfach nicht dafür geboren sind, Willenskraft aufzubringen. Es stimmt wohl sogar, dass auch unsere Fähigkeit, Willenskraft zu entwickeln, genetischen Prägungen unterliegt. Manche Menschen haben es dabei leichter als andere. Als Ausrede vor uns selbst eignet sich das trotzdem nicht. Denn wie schon gesagt kann jeder Mensch jede Fähigkeit weiter entwickeln, auch wenn die Ausgangslage sehr unterschiedlich sein kann und die Entwicklungsmöglichkeiten begrenzt sind. Eine Pyknikerin zum Beispiel wird niemals als Balletteuse reüssieren, kann aber sehr wohl gut genug tanzen lernen, um an jedem Ballabend hervorragend zu bestehen.

Der Schauspieler Jack Nicholson gehört zu jenen Menschen, die sich mit dem maßvollen Essen eher schwer tun. »Weniger zu essen war mein ganzes Leben lang ein Kampf für mich«, sagte er einmal in einem Interview. »Ich habe eigentlich immer mehr gegessen, als ich vernünftigerweise essen hätte sollen.«

Der Kampf um das Weniger beim Essen ist vermutlich besonders für die dafür Untalentierten so schwer zu führen, weil die Verlockungen allgegenwärtig sind. Wir sind evolutionär noch für eine Welt geprägt, in der Essen knapp war, und in der es überlebensnotwendig war, alles zu essen, das wir kriegen konnten. Wir folgen also noch immer einem evolutionären Auftrag, wenn wir gleichsam auf Vorrat in uns hineinstopfen, was geht, denn die Verfügbarkeit der Nahrung kam zu schnell, als dass uns die Evolution schon daran anpassen hätte können.

Ein Hindernis bei jeder Ernährungsumstellung besteht wohl auch darin, dass unsere Gesellschaft das Essen vom Hunger entkoppelt hat. Die meisten von uns haben von Kindesbeinen an gelernt, drei Mal täglich zu essen, einmal in der Früh, einmal zu Mittag und einmal am Abend, und manche haben dabei auch noch die Routine der kleinen Zwischendurch-Mahlzeiten mitbekommen.

Diese Entkoppelung des Essens vom Hunger hat dazu beigetragen, dass wir jetzt aus allen möglichen anderen Gründen essen. Wegen gesellschaftlicher Normen, aus Langeweile, aus Einsamkeit, Frust, aus depressiver Verstimmung oder einfach aus Lust. Doch wenn wir den Hunger als Regulator ausschalten, wird es schwer, das Gleichgewicht zwischen unserer Kalorienaufnahme und unserem Kalorienverbrauch zu halten.

Für viele Menschen ist aus diesen Gründen der Versuch, schlank zu bleiben, wohl wie für Jack Nicholson eine lebensbegleitende anspruchsvolle Aufgabe. Eine, die auch noch von Jahr zu Jahr schwieriger wird, weil unser Kalorienbedarf mit steigendem Alter sinkt und wir schon deshalb unser Essen laufend reduzieren sollten.

An dieser Stelle möchte ich betonen, dass Übergewicht auf unterschiedliche Ursachen zurückzuführen ist. Deshalb ist es falsch, jeden Übergewichtigen selbst für seinen Körper verantwortlich zu machen. Es gibt erstens angeborene Erkrankungen, die Fettsucht mit sich bringen, zweitens eine genetische Veranlagung, leichter Gewicht zuzunehmen sowie drittens Menschen, die einfach aufgrund ihres Essverhaltens übergewichtig werden. Somit zeugt es nicht von großem Verständnis, wenn wir auf dicke Menschen herabblicken.

Bei Frauen in der Menopause zum Beispiel kann es ohne Weiteres zu einer drastischen Gewichtszunahme kommen. Die betroffenen Frauen essen wie immer und merken bald, dass sie zwanzig Kilo mehr haben. Wenn sie sich an Ärzte wenden, müssen sie zur Kenntnis nehmen, dass die Medizin in diesem wie in vielen anderen Bereichen noch nicht wirklich wissend ist. Sie können sich ihre einst schlankere Figur mit einer Hormonersatztherapie samt dem genannten leicht erhöhten Risiko für Brustkrebs sowie für Thrombosen zurückkaufen. Sie können auch weniger essen und mehr Sport betreiben. Allerdings war die Ursache ihrer Gewichtszunahme weder ein Mangel an sportlichen Aktivitäten noch übermäßige Nahrungsaufnahme.

Der Kampf um das Richtige

Eines Morgens im Februar des Jahres 2010 wachte der frühere amerikanische Präsident Bill Clinton mit Herzschmerzen, blass und müde auf. Es lag auf der Hand, dass sein aufreibender Lebensstil, erschwert durch typische Alterserscheinungen, ihm diese Herzprobleme beschert hatte. Sein Kardiologe schickte ihn ins New Yorker Presbyterian-Krankenhaus. Dort wurde eine starke Verengung von zwei Herzkranzgefäßen im Rahmen einer Arteriosklerose festgestellt. Dadurch war die

Blutversorgung des Herzens unterbrochen. Um diese wieder zu ermöglichen, mussten die beiden verlegten Blutgefäße gedehnt und mit kleinen Kanülen, sogenannten Stents, versorgt werden. Die Ärzte versicherten anschließend bei einer Pressekonferenz, dass »alles normal« sei und ihm nichts fehle. Doch Clinton wusste, dass es so nicht weitergehen konnte. Also rief er, so seine Darstellung in diversen Interviews, den renommierten Ernährungsexperten und Herzspezialisten Dean Ornish an, mit dem er auch befreundet war.

»Deine Ärzte haben recht«, sagte Ornish. »Dein Zustand ist in der Tat völlig normal, weil Narren wie du sich nicht so ernähren, wie sie sollten.«

Daraufhin las Clinton Ornishs in Buchform erschienenes »Program for Reversing Heart Disease«, in dem dieser eine fettarme pflanzliche Ernährung empfiehlt. Als er weitere Bücher namhafter Ärzte und Herzspezialisten las, stellte er fest, dass auch sie fettarme vegane Ernährung empfahlen. „Ich entschied mich einfach deshalb dafür, weil ich meine Chance auf ein langes Leben maximieren wollte«, sagte Clinton. Die Amerikaner, wie kein anderes Volk von Übergewicht geplagt, bewunderten ihn für seine Konsequenz.

Dabei ist Clinton, der weniger dem Fleisch als dem Käse nachtrauerte, nicht einmal hundertprozentiger Veganer. Sein Arzt hatte ihm empfohlen, die eiweißarme pflanzliche Nahrung mit Lachs aufzubessern. »Ich wäre wahrscheinlich nicht mehr da, wenn ich meine Ernährung nicht grundlegend geändert hätte«, sagt Clinton, der heute um 13 Kilo weniger wiegt als bei seiner Einlieferung ins Krankenhaus.

Zur Inspiration Clintons kolportierter Ernährungsplan: Mandel-Milch-Smoothie mit frischen Beeren zum Frühstück, zu Mittag grünen Salat mit Bohnen oder auch einmal einen Veggie-Burger. Einmal die Woche Bio-Lachs oder ein Omelett. Nebenbei betreibt Clinton noch regelmäßig Sport.

In den vergangenen Jahrzehnten wurde der günstige Effekt einer vegetarischen Ernährung auf die Lebenserwartung ausführlich belegt. Vegetarier in Europa, Mormonen oder etwa Sieben-Tags-Adventisten in den USA und indigene Völker im Himalaya, sie alle sind Vegetarier und leben deutlich länger als Menschen mit üppigen Fleischkonsum.

Der Rückschluss, dass Vegetarier deshalb länger leben, weil sie Vegetarier sind, muss jedoch nicht zwangsläufig stimmen. Es wäre auch denkbar, dass die andere Lebensführung von Vegetariern, insbesondere ein insgesamt bewussterer und disziplinierterer Umgang mit sich und ihrem Körper, dieses Phänomen bewirkt. Für die Theorie vom gesunden Vegetarismus spricht allerdings, dass diese Zusammenhänge durch zahlreiche Untersuchungen an Menschen in unterschiedlichen Teilen der Welt mit teils unterschiedlichen Lebensstilen bestätigt wurden.

Die Ernährung von Vegetariern und insbesondere von Veganern hat einige naheliegende positive Effekte. Ihr Cholesterinspiegel ist praktisch nie erhöht, wodurch auch ihr Risiko für Arteriosklerose und Herz-Kreislauf-Erkrankungen geringer ist. Vegetarier und Veganer sind zudem selten übergewichtig, was wie gesagt weniger anfällig für Diabetes und Krebserkrankungen macht.

Ich selbst esse wenig Fleisch, dafür esse ich gerne Nüsse. Sie enthalten Selen und Magnesium und haben eine protektive Wirkung. So kam ein norwegisch-britisches Forscherteam, das die Ergebnisse von zwanzig großen Untersuchungen mit Daten von 819.000 Menschen zusammenfasste, zu dem Ergebnis, dass eine tägliche Nussration von mindestens zwanzig Gramm das Risiko für Herz-Kreislauf-Erkrankungen, Krebs und offenbar auch für Diabetes und Infektionen vermindern kann[38].

Wobei wir Nüsse ihres Kaloriengehaltes wegen nicht zusätzlich essen sollten, sondern statt etwas anderem, zum Beispiel statt tierischem Eiweiß.

Wenn mich jemand fragt, was er bezüglich seines Speiseplans tun kann, um gesund zu bleiben, nenne ich über solche ohnedies recht bekannten Informationen hinaus eine Reihe von Lebensmitteln, auf die wir großteils oder ganz verzichten sollten:

- Fleisch
- Industriell verarbeitete raffinierte Lebensmittel und Fertigkost
- Zucker in allen Formen, von zuckerhaltigen Limonaden bis zu anderen zuckerreichen Lebensmitteln wie gesüßtem Joghurt
- Künstliche Süßstoffe
- größere Mengen an Milchprodukten

Lebensmittel, die wir bevorzugt zu uns nehmen sollten, sind
- Gemüse
- Obst
- Vollkornprodukte
- Nüsse
- Salate
- Pilze
- Kräuter und Gewürze

Dies jedenfalls sind die Empfehlungen, die Dr. Michael Gregor nach umfangreichen Literaturrecherchen in seinem Buch »Was tun, um nicht zu sterben« zusammengefasst hat[39]. Mittlerweile liegen überzeugende Untersuchungen vor, die uns einen gesundheitsbewussten Ernährungsplan nahelegen. In der Tat leiden mehr Menschen unter den Folgen ihrer falschen Ernährungsgewohnheiten, nämlich an Übergewicht, hohem Blutdruck sowie Herz- und Gefäßkrankheiten, als an Krebs. Wobei Übergewicht selbst das Risiko für Krebs erhöht. Diese Fakten sind gut abgesichert. Dennoch leben wir so, als gäbe es sie nicht.

Da wir, was das Essen betrifft, gleichsam in der gemeinsamen Falle von Evolution und gesellschaftlichen Verhältnissen sitzen, bleibt allen, die nicht über einen eisernen Willen verfügen, nur eine brauchbare Alternative. Wenn wir schon essen müssen, dann wenigstens gesund.

Menschen, die frisches Gemüse und vollwertige, nicht raffinierte Lebensmittel zu sich nehmen, haben ein geringeres Risiko, an Depressionen zu erkranken[40]. Alle diesbezüglichen

Studien kommen zu ähnlichen Ergebnissen. Wer hingegen viel Verarbeitetes, Frittiertes oder Süßes isst, neigt eher zur Depression.

Wir können von Bill Clinton und den Studien über die Veganer lernen und uns öfter für pflanzliche als für tierische Nahrung entscheiden. Es macht Sinn, uns auf Gemüse, Obst und Hülsenfrüchte zu konzentrieren, Kartoffeln und braunen Reis zu essen, Kaffee und grünen Tee zu trinken, und Fisch als Ersatz für Fleisch zu wählen, weil er reich an wertvollen Omega-3-Fettsäuren ist.

Außerdem enthält er im Vergleich etwa zu Rindfleisch wesentlich weniger Endotoxine, jene Zerfallsprodukte von Bakterien, die im menschlichen Körper zahlreiche negative physiologische Reaktionen auslösen können.

Das alles ist gut, doch das Prinzip bleibt am Ende trotzdem immer das gleiche. Was wir essen spielt eine Rolle, aber genauso wichtig ist, wie viel wir davon essen.

Verheißungen der Industrie

Weil es mittlerweile viele Menschen mit erhöhtem Gesundheitsbewusstsein gibt, die sich zumindest in Ansätzen bemühen, die Grundzüge ihrer Ernährung umzustellen und den Nahrungskonsum insgesamt zu reduzieren, sucht die Lebensmittelindustrie ein neues Kundensegment und entwickelt dementsprechend verlockende Angebote, die wundersame Effekte versprechen. Doch die Hoffnungen, die solche Produktwerbungen wecken, sind unrealistisch.

Moderne Lebensmitteltrends wie Light-Produkte oder Power-Food sind nicht viel mehr als ein cleveres Verkaufsargument der Industrie, mit dem sie sich unsere Hoffnung auf eine Alternative zur Selbstkontrolle beim Essen gewinnbringend zunutze macht. Sie wiegt uns in der Illusion, wir könnten etwas an uns ändern, ohne uns anstrengen zu müssen. Wir kaufen Light-Produkte, deren Bewerbung verheißt, wir könnten alleine von deren Verzehr abnehmen. Dafür zahlen wir gerne etwas mehr. Wenn es dann doch nicht funktioniert, geben wir die Schuld nicht den Nahrungsmittelkonzernen, sondern uns selbst. Dann haben wir eben zu wenig davon konsumiert oder wieder einmal zu oft gesündigt oder beides.

Weil der Trick so gut funktioniert und wir so willig mitspielen, bedient sich die Industrie seiner auch in anderen Bereichen, in denen Menschen etwas ändern wollen, ohne sich selbst zu ändern. Zum Beispiel wenn es um Gesundheit geht. Da verkauft sie uns Nahrungsergänzungsmittel, obwohl etwa bei zugesetzten Multivitaminpräparaten die Frage im Raum steht, ob diese unserer Gesundheit nicht sogar schaden.

Des gleichen Tricks bedient sich die Industrie aufgrund der Unzufriedenheit vieler Menschen mit ihren kognitiven Möglichkeiten und bietet in Drogeriemärkten teures Brain-Food an. Dass sich damit das regelmäßige Anstrengen des Gehirns nicht ersetzen lässt, müsste eigentlich jedem einleuchten, der sein Gehirn regelmäßig anstrengt.

Inzwischen geht es bei der Ernährung auch schon um Glück. Viele Menschen sind unglücklich. Doch statt ihr Leben zu überdenken und zum Beispiel in ihre Sozialkontakte zu investieren oder sich eine wirklich sinnstiftende Aufgabe zu suchen, kaufen sie Happy Food. Dies in der ernsthaften Erwartung, davon könnte alles gut werden. Logisch, dass das blanker Unsinn ist, doch bei solchen Versprechen regiert nicht die Logik, sondern die Hoffnung auf eine einfache Lösung.

Der aktuellste Trend, während ich das hier schreibe, sind Protein-Müslis, -Riegel und -Shakes, die mit der Hoffnung spielen, dass sich damit Muskeln aufbauen lassen. Dies, obwohl unsere Versorgung mit Proteinen in der westlichen Welt bei jeder durchschnittlichen Ernährung mehr als ausreicht und ein Sixpack nicht durch die genialste Ernährung entsteht, sondern durch weniger essen in Kombination mit hartem Bauchmuskeltraining zum Beispiel in Form von Sit-ups.

Ich gehe davon aus, dass dieser Markt der Hoffnung auf Veränderung ohne eigene Anstrengung damit noch nicht ausgereizt ist. Der Nahrungsmittelindustrie wird bestimmt noch eine Menge dazu einfallen und wieder werden Millionen Menschen begierig darauf zugreifen, weil vorgegaukelt wird, mit dem Kauf und dem Konsum von ein paar Goodies werde körperliches Training und vernünftiges Essverhalten unnötig.

Heilendes Fasten

Einen weiteren gesundheitlichen Vorteil können wir uns durch längere Episoden des Fastens verschaffen. Das Wissen über dessen heilsame Wirkung dürfte schon früh instinktiv erkannt worden sein, da Fasttage bzw. eine Fastenzeit Bestandteil der christlichen Religion bzw. des Islam und des Judentums sind. Bei bestimmten Krebserkrankungen wie Brustkrebs gibt es klare Belege für die Reduktion des Rückfallrisikos durch intermittierendes Fasten. Mit intermittierendem Fasten ist gemeint, innerhalb von 24 Stunden einmal über einen längeren Zeitraum hinweg nichts zu essen, also zum Beispiel nach dem Mittagessen als nächste Mahlzeit erst wieder zu frühstücken.

Intermittierendes Fasten verändert wie Fasten insgesamt das genetische Programm in der Zelle, wobei es bildlich gesprochen zur Beruhigung der Genaktivität kommt. Verstärktes Wachstum wird gebremst. Fehler bei der Zellteilung sind dann nicht mehr so leicht möglich.

Laut einer von 1995 bis 2007 durchgeführten Studie, die das Journal of American Medical Associations publizierte[41], an der rund 2.400 an Brustkrebs erkrankte Frauen im Alter zwischen 27 und 70 Jahren teilnahmen, verringerte sich das Rückfallrisiko bei Patientinnen, die 13 Stunden am Tag fasteten, um 36 Prozent.

Es wäre also nur logisch, dass Patientinnen eine solche Möglichkeit bei einer Krankheit, bei der es letztlich um Leben und Tod gehen kann, nur zu gerne nutzen. Trotzdem tun es die Wenigsten. Erstens ist das Wissen darüber nicht verbreitet und zweitens ist dafür ein beträchtliches Maß an Selbstdisziplin erforderlich. Viele schaffen es einfach nicht, und ich habe Verständnis dafür. Denn die Fähigkeit zur Selbstdisziplin gehört wie andere Persönlichkeitsmerkmale auch zu jenen Schätzen, die uns die Natur in unsere Erbanlagen eingeschrieben hat oder eben nicht. Auch wenn wir unsere Spezies gerne als Krone der Schöpfung betrachten, so müssen wir eingestehen, dass die Kronen unterschiedlich glänzen und mit wenigen oder einer Vielzahl Diamanten besetzt sind. Mit anderen Worten: Menschen differieren eben nicht nur in ihrem Aussehen, sondern auch in ihren Veranlagungen stark.

Wenn eine Brustkrebs-Patientin die Chance ergreifen möchte, ihr Rückfallrisiko durch intermittierendes Fasten zu senken, jedoch bislang zu den Menschen gehört hat, die mit dem Essen im doppelten Wortsinn nicht fertig werden, und sich daher fragt, wie sie das durchhalten soll, würde ich ihr raten, zunächst zu probieren, das intermittierende Fasten vor und nach dem Schlafen zu probieren, also möglichst früh abendzuessen und dann entweder spät zu frühstücken oder das Frühstück überhaupt auszulassen. Durch den Nachtschlaf lässt sich ein großer Teil der angepeilten 13 Stunden überstehen. Wenn am Vormittag dann ein erhöhtes Hungergefühl aufkommt, kann es durch Aufnahme von Flüssigkeit gelindert werden.

Mahatma Gandhi hat seine weltberühmten Hungerstreiks mit Zitronenwasser bestritten. Generell lindert auch ballaststoffreiche Ernährung wie zum Beispiel Obst den Hunger. Menschen, die länger fasten, verlieren das Hungergefühl nach zwei bis drei Tagen. Wird dazwischen immer wieder ein wenig gegessen, so bleibt das Hungergefühl aufrecht. Hier, und das entspricht unserem Lebensstil, bleibt unsere Willenskraft gefordert. Wir müssen der Versuchung widerstehen und durchhalten. Daran führt auch mit den neuesten Diät-Tipps der gerade hoch im Kurs stehenden Ernährungsberater kein Weg vorbei.

Ich würde dieser Patientin außerdem sagen, dass sie nicht von einem Tag zum anderen perfekt werden muss. Sie soll sich anstrengen, sich kleine Verfehlungen jedoch verzeihen.

All das würde ich ihr in dem Bewusstsein sagen, dass die Aufgabe, vor der sie steht, schwer aber doch zu bewältigen ist. Sobald den Betroffenen bewusst wird, dass sie damit ihre Lebensqualität beeinflussen und möglicherweise ihre Lebenszeit verlängern können, lassen sich die Hürden leichter überwinden. Trotz der erwähnten Zusammenhänge und all dieser guten Ratschläge bleibt es allerdings ein sehr schwieriges Unterfangen, weniger und leichter zu essen.

Gesunder Realismus beim Essen

Ich verstehe es, wenn diese Botschaft Menschen, die vielleicht schon jahrelang um weniger Gewicht kämpfen, nur ein müdes Lächeln kostet. Vielleicht haben sie ihre Ernährungsgewohnheiten mit scheinbar plausiblen aber bei näherer wissenschaftlicher Betrachtung doch fragwürdigen Diätplänen auf den Kopf gestellt und wurden davon ebenso mutlos gemacht wie dies überambitionierte Fitness-Gurus im Bereich Bewegung tun können.

Ich denke deshalb, dass uns auch bei der Diskussion über unsere Ernährung etwas mehr Realismus und Pragmatismus gut täte. Wir sollten aufhören, von Diäten Wunder zu erwarten und anfangen, die menschliche Schwäche als realen Faktor mit zu bedenken. Das bedeutet, dass wir aufhören sollten, uns bei der Umstellung unserer Ernährung an anderen zu orientieren. Wir sollten uns dabei an uns selbst orientieren. Wir sollten uns immer dort abholen, wo wir sind, sonst ist die Gefahr zu groß, dass wir bei einer Ernährungsumstellung nach wenigen Tagen auf der Strecke bleiben.

Jeden Tag und bei jeder Mahlzeit sollten wir aufs Neue unsere Gelüste und vermeintlichen Bedürfnisse kanalisieren und uns für mehr pflanzliche und weniger tierische Nahrung entscheiden. Außerdem sollten wir etwas weniger nehmen, als wir wollen, und einem kleinen Hunger auch einmal nicht sofort nachgeben.

Das muss uns nicht immer gelingen. Jüngst habe ich einen erfolgreichen professionellen Pokerspieler gefragt, wie er es schafft, so gut zu sein. »Als Pokerspieler verlierst du ständig«, sagte er. »Du musst damit umgehen lernen und darauf achten, dass du immer ein bisschen öfter gewinnst als verlierst.« Ich denke, diese Einstellung kann uns auch beim Versuch, leicht und weniger zu essen, vor Frustration und Mutlosigkeit bewahren und uns letztlich zum Erfolg führen.

Ich habe ein paar Tricks entwickelt, um möglichst öfter zu gewinnen. Zum Beispiel esse ich jeden Tag vier bis fünf Karotten. Deren positive Wirkungen sind bekannt. Eltern geben ihren kleinen Kindern gerne Karottenbrei gegen Darm-Infektionen. Karotten wirken insgesamt bakterienhemmend, weshalb sich bei Durchfall und Darminfektionen Karottensuppe empfiehlt.

Ich esse Karotten aber vor allem, um meinen Appetit in Grenzen zu halten. Es gibt deutliche geschmackliche Unterschiede zwischen den einzelnen Sorten, aber keine schmeckt so gut, dass ich sie aus purer Lust essen würde. Sie sind einfach ein kalorienarmes Mittel gegen den Hunger.

Ich esse ein eher leichtes Frühstück, tagsüber eine kleine kalte Mahlzeit, die ich mir von daheim mitnehme und die Karotten, und dabei freue ich mich auf ein gemütliches Abendessen mit meiner Frau, meinen Kindern oder mit Freunden.

Jede Ernährungsumstellung, die uns gelingt, dankt uns unser Körper auch dann, wenn wir davor lange Zeit gesündigt haben. Denn er besitzt erstaunliche Selbstheilungskräfte und kann Beschädigungen, wenn deren Ursache einmal beseitigt ist, je nach Ausmaß gänzlich oder fast zur Gänze verzeihen und vergessen. Wenn zum Beispiel ein Raucher im Alter von vierzig Jahren mit dem Rauchen aufhört, nachdem er zwanzig Jahre lang geraucht hat, sinkt sein Krebsrisiko innerhalb von 10 bis 15 Jahren wieder auf das eines lebenslangen Nichtrauchers.

Das gleiche gilt für Ernährungsumstellungen. Wenn wir jahrelang fettes Fleisch mit Pommes frites und üppigen Saucen gegessen haben und zum Beispiel auf mediterrane Ernährung mit viel Fisch, Gemüse und Olivenöl umschwenken, dankt uns unser Körper das sehr schnell mit niedrigeren Cholesterinwerten, niedrigerem Blutdruck und niedrigerem Gewicht. Meine Cholesterinwerte waren ebenfalls rasch wieder im Normalbereich, und zwar ohne Medikamente.

Die Adipositas-Epidemie

Es scheint so zu sein, dass Erkrankungen, die auch ohne übermäßiges Essen zu Übergewicht führen, zunehmen. Ein besonders besorgniserregendes Beispiel dafür ist eine Sonderform der Adipositas, die ich in Ermangelung einer international anerkannten Bezeichnung wegen ihres gehäuften Auftretens in den USA als amerikanische Adipositas bezeichne. Diese besondere Art von Fettsucht unterscheidet sich vom Typ der durch übermäßiges Essen bedingten gewöhnlichen Stammfettsucht. Menschen mit dieser epidemischen Form zeigen eine typische Fettverteilung. Besonders stark betroffen sind Oberarme und Oberschenkel sowie die Bauchdecke, die wie eine Schürze das Genitale überdeckt. Die Menschen erkranken daran, ohne zu viele Kalorien zu sich zu nehmen.

Weil dies für viele so unglaublich und nicht vorstellbar ist, möchte ich einen jüngst publizierten Fall eines acht Monate alten Mädchens erwähnen, das in diesem frühen Alter bereits 16 Kilogramm wog. Durch übermäßige Kalorienaufnahme hätte es niemals dieses Gewicht erlangen können. Die genauen Ursachen sind in diesem und ähnlichen Fällen noch nicht erforscht. Augenscheinlich ist allerdings, dass in diesem Bereich eine regelrechte Epidemie ausgebrochen ist. Hier stoßen wir an die Grenzen des medizinischen Wissens. Bei dieser Adipositas-Epidemie ist es wie einst bei der Pest. Damals verstand die Medizin nicht, warum die Menschen starben. Heute versteht sie nicht, woher diese Art von Adipositas kommt, was sie ausgelöst hat, welche Vorgänge im Körper fehl laufen und wie Betroffenen besser zu helfen ist.

Wird Betroffenen eine sogenannte Null-Diät verordnet, bei der sie absolut nichts essen und über Wochen nur Flüssigkeit, Mineralstoffe und Vitamine zu sich nehmen, so kommt es, wenn die Betroffenen Glück hatten, zu einer Gewichtsabnahme von einigen Kilo, aber das war es dann auch schon. Bei einem Körpergewicht von 180 Kilo machen fünf bis zehn Kilo nicht viel aus. Nach Ende der Diät und ohne Aufnahme regelmäßiger intensiver körperlicher Aktivität stellt sich der alte Zustand nach kurzer Zeit wieder ein.

Ohne gravierende Eingriffe in Form von chirurgischen Maßnahmen ist es bei diesen Menschen sehr schwierig, einen echten Erfolg bei der Gewichtsabnahme zu erzielen. Mit einem Band um den Magen können Betroffene dreißig bis fünfzig Kilogramm abnehmen. Noch gravierender ist ein Magenbypass. Dieser Eingriff ist nicht ganz risikofrei. Es kann zu Defiziten bei der Aufnahme von Elektrolyten und Vitaminen kommen.

Dass allenfalls auf chirurgische Eingriffe zurückgegriffen werden muss, macht offensichtlich, wie unzulänglich das medizinische Wissen auf diesem Gebiet ist. Die Medizin weiß nur, dass sich diese Form der Adipositas seit den 1980er- oder 1990er-Jahren ausbreitet, vor allem in den USA. Dort sind die meisten Patienten mit der für diese Epidemie typischen Form von Fettleibigkeit anzutreffen.

Weitaus häufiger als diese Sonderform der Fettleibigkeit ist die durch falsche Ernährung und zu geringe Bewegung bedingte Adipositas. Derzeit leiden bereits 27 Prozent der US-Amerikaner unter den verschiedenen Formen der Adipositas. Am stärksten betroffen sind Schwarze. Ökonomen gehen davon aus, dass dem Gesundheitssystem dadurch eine Belastung von hunderten Milliarden Dollar entstehen wird.

Als Reaktion auf diese Entwicklung, die weltweit bereits Millionen Todesopfer fordert, haben nun auch einige europäische Staaten eine Besteuerung und somit Verteuerung besonders zuckerhaltiger Getränke beschlossen. Österreich könnte diesem Beispiel folgen, wobei ich persönlich auf eine bessere Aufklärung und Information der Bevölkerung setze.

Dazu folgender Hinweis zur Selbsteinschätzung: Übergewichtig sind Personen mit einem Body-Mass-Index (BMI) zwischen 25 und 30. Fettleibigkeit wird bei einem BMI von über dreißig angenommen. Der Body-Mass-Index ist eine Größe, die sich errechnet aus Gewicht in Relation zur Körpergröße. Genauer: Das Körpergewicht wird dividiert durch Körpergröße in Metern zum Quadrat. Bei einem Menschen mit Körpergröße 170 cm liegt die kritische Grenze zum Übergewicht bei rund 73 kg. [73 : (1,7 m)2 = 25]. Unter einem BMI von 18,5 sprechen wir von Untergewicht.

Krebsprävention durch richtige Ernährung

Wenn ein Onkologe zum Thema Ernährung schreibt, darf naturgemäß ein Unterkapitel zu krebserregenden Nahrungsmitteln nicht fehlen. Zumal diesbezüglich viele Gerüchte und falsche Informationen in Umlauf sind. Im Folgenden sei daher der Stand der wissenschaftlichen Forschung zu diesem Thema in aller Kürze zusammengefasst.

Es gibt einige Nahrungsmittel, von denen wir definitiv wissen, dass sie bei langfristigem üppigem Konsum das Krebsrisiko erhöhen. Trotzdem essen wir sie. Rohes oder wenig gegartes Fleisch zum Beispiel erhöht, über lange Zeit in großen Mengen genossen, das Risiko für Dickdarmkrebs. Eine mögliche Erklärung dafür lieferte der bekannte deutsche Mediziner Professor Harald zur Hausen, der für den Nachweis, dass Papillom-Viren die wesentliche Ursache für Gebärmutterhalskrebs sind, den Nobelpreis erhalten hat.

Nun geht er einen Schritt weiter. Seine neueste Forschung deutet darauf hin, dass durch den Verzehr von ungenügend gegartem Fleisch Infektionserreger in den Darm gelangen, die dort zu chronischen Entzündungen führen können, welche wiederum das Risiko für Krebserkrankungen und im Besonderen für Darmkrebs erhöhen.

Zur Hausens These legt interessanter Weise nahe, dass nicht das ungenügend gegarte Fleisch selbst so ungesund ist, sondern das Fleisch mit bisher nicht identifizierten Infektionserregern infiziert ist. Wahrscheinlich lässt sich das vermutete Infektionsrisiko durch entsprechendes Garen des Fleisches deutlich reduzieren. Unterstützt wird diese Theorie dadurch, dass dieses Risiko auch in Zusammenhang mit der Herkunft der Rinder steht. Rinderarten zum Beispiel aus der Mongolei haben ein Fleisch, bei dem diese Gefährdung nicht auftritt. Gegenwärtig laufen zahlreiche Forschungsprojekte mit dem Ziel, weitere Indizien für diese These zu finden. Sollte sie bestätigt werden, wäre es in Zukunft vorstellbar, Impfstoffe zu entwickeln, die auch den Konsum größerer Mengen schlecht gegarten Fleisches unbedenklich machen könnten.

Dass faulende und schimmelnde Lebensmittel das Magenkrebsrisiko erhöhen, ist gut belegt. Ebenso begünstigt die Verwendung von stark erhitztem Speiseöl die Entstehung von Krebs. Wir sollten Speiseöl im eigenen Haushalt nicht mehrmals verwenden und hoffen, dass diese Praxis auch in den Restaurants, die wir besuchen, gepflegt wird.

Es gibt Bereiche unserer Ernährung, in denen wir trotz Wissen um das Risiko diesem nicht gut ausweichen können. Wir wissen zum Beispiel, dass unser Trinkwasser Nitrate enthalten kann, die durch die übliche Praxis des Düngens mit Phosphaten im Boden entstehen können. Wenn wir solche Nitrate in hohen Konzentrationen zu uns nehmen, können sie im Körper zu Nitrosaminen werden, die im Reagenzglas krebserregende Wirkung entfalten und beim Menschen mit Magenkrebs in Verbindung gebracht werden. Allerdings braucht es beträchtliche Mengen, damit dieses Risiko schlagend wird. Außerdem liegen die Grenzwerte für die genannten Schadstoffe für Trinkwasser und Lebensmittel in Deutschland und Österreich weit unter den bedenklichen Werten, weshalb Experten das Risiko als vernachlässigbar einschätzen, sofern die Grenzwerte einigermaßen eingehalten werden. Dies sicherzustellen, ist Aufgabe der Behörden.

Es gibt weitere krebserregende Substanzen, auf die wir als Laien im Alltag nur schwer oder gar nicht achten können. Polyzyklische Kohlenwasserstoffe etwa, die Bestandteile von Kohle und Erdöl sind, können bei mangelhaften Produktionsbedingungen auch beim Räuchern, Rösten oder Trocknen in Lebensmittel gelangen. Aromatische Amine, können über Verpackungsmaterialien vor allem in feuchte Lebensmittel wie Wurst oder Käse gelangen. Nitrosamine kommen in Lebensmitteln wie Bier, Fisch, Gepökeltem oder Käse vor und können sich auch beim Wiederaufwärmen von Spinat bilden.

Wir wissen auch, dass bestimmte Lebensmittel mit Aflatoxinen kontaminiert sein können, die, über einen längeren Zeitraum eingenommen, ebenfalls krebserregend wirken. Aflatoxine sind natürlich vorkommende Pilzgifte, die Lebensmittelchemiker in gesundheitsschädlichen Mengen am häufigsten in Pistazien, Erdnüssen, Haselnüssen, Paranüssen, Trockenfeigen und Gewürzen nachweisen.

Die Erforschung eventueller Zusammenhänge zwischen in Lebensmitteln auftretenden Substanzen mit behaupteter krebserregender Wirkung und dem tatsächlichen Krebsrisiko für den Menschen ist allerdings äußerst komplex und nicht abgrenzbar von zigtausenden anderen Einflussfaktoren, denen wir als Menschen ausgesetzt sind. Daher ist es erforderlich, umfassend wissenschaftliche Fakten zu sammeln und zu analysieren, bevor tatsächlich ein Zusammenhang zwischen einem Lebensmittel und einem Krebsrisiko behauptet werden kann.

Dies trifft zum Beispiel für den Konsum von Alkohol zu, der bei Frauen zu einer geringen Erhöhung des Brustkrebsrisikos führt. Allerdings hängt dieses Risiko davon ab, welches alkoholische Getränk aus welcher Region in welchen Mengen getrunken wird. Nach einigen Berichten dürfte Wein, insbesondere Rotwein, der reich an Resveratrol ist, das Krebsrisiko ein wenig reduzieren.

In diesem Bereich ist in der Forschung noch vieles im Fluss. Es ist daher nicht abzusehen, ob die laufenden Studien alle angeführten Beispiele bestätigen werden. Jetzt schon klar ist jedenfalls, dass wir den Genuss von verdorbenen Lebensmitteln vermeiden sollten.

Als noch Lebensmittelmangel herrschte, konnten sich nur wenige aussuchen, was sie aßen und die meisten Menschen aßen immer das Gleiche. Doch heute können wir uns abwechslungsreich ernähren. Was neben allen anderen Vorteilen auch deshalb Sinn macht, weil wir uns damit nicht ständig den gleichen Risiken aussetzen, von denen wir vielleicht noch gar nichts wissen und die wir auf diese Art am ehesten vermeiden können.

Mit der abwechslungsreichen Ernährung steht die Forschung allerdings vor einem Problem. Unsere Nahrung ist ein chemischer Cocktail, der bei den meisten Menschen tagtäglich variiert. Die Dinge, die wir zu uns nehmen, reagieren nicht nur mit unserem Körper, sondern auch untereinander. Viele Menschen wissen zum Beispiel aus Erfahrung, dass eine schwere Mahlzeit leichter verdaulich wird, wenn wir hinterher einen Grappa oder anderen Schnaps trinken. Dessen Wirkung kann aber ziemlich variieren, was von der Produktion von Salzsäure und von anderen Verdauungssekreten in unserem Magen aber auch von dem, was wir gegessen haben, abhängt. Dies zeigt schon die Vielzahl von Einflussgrößen, die darüber bestimmen, ob unsere Verdauung reibungslos funktioniert oder ein Gefühl der Schwere im Magen zurückbleibt. Die chemischen Reaktionen von Säuren und Laugen in unserem Magen-Darm-Trakt sind komplex und die Variationen unendlich.

Außerdem kommt es immer auf die Dosierung an. Ab welcher Menge wird ein an sich harmloses Nahrungsmittel zum Schadstoff, z. B. weil in unserem Körper ein chemisches Ungleichgewicht entsteht? Die wenigsten Menschen wissen, dass wir unter besonderen Umständen sogar beim Konsum von zu viel Wasser in Lebensgefahr kommen können. Wenn beispielsweise Läufer beim Marathon zu viel Wasser trinken und gleichzeitig hohe Mengen an salzigem Schweiß absondern, kann der Verlust von Mineralstoffen zum Kollaps führen. Als wäre allein die chemische Seite des Problems nicht kompliziert genug, ändern sich auch noch unsere Lebensgewohnheiten von Zeit zu Zeit. Was macht mehr Bewegung mit unserer Verdauung? Mehr frische Luft? Mehr Sonne?

Neben den schädlichen Inhaltsstoffen in manchen Lebensmitteln gibt es auch solche, die das Krebsrisiko verringern können. Das Dana-Farber Krebsinstitut der renommierten *Harvard Medical School* in Boston veröffentlichte dazu erst jüngst ein überraschendes Studienergebnis[42]. Während in der Vergangenheit über etwaige gesundheitliche Folgen von Kaffeekonsum diskutiert wurde, sprechen mehrere neue Studien wie die oben angeführte für das Gegenteil, nämlich für eine Reduktion des Krebsrisikos bei erhöhtem Kaffeekonsum. In ihrer Studie untersuchten die Ärzte aus Boston den Kaffeekonsum von tausend Darmkrebs-Patienten während und nach ihrer sechsmonatigen Chemotherapie. Das Ergebnis zeigte, dass das Rückfallrisiko bei den Patienten, die vier oder mehr Tassen Kaffee am Tag tranken, geringer war. Mittlerweile liegen mehrere Studien mit zigtausenden von Probanden vor, die eine Schutzwirkung von vermehrtem Kaffeekonsum gegenüber der Entstehung bestimmter Krebserkrankungen zeigen, sodass letztlich das alte Dogma, wonach Kaffee der Gesundheit abträglich sei, völlig auf den Kopf gestellt wurde.

Die postulierten Zusammenhänge zwischen bestimmten Lebensmitteln und bestimmten gesundheitlichen Problemen müssen daher immer wieder aufs Neue untersucht werden. Dennoch scheint es angeraten, das oben Gesagte in unserem Lebens- und Speiseplan zu berücksichtigen.

Es hat Jahrzehnte gebraucht, bis die wissenschaftlichen Fakten bezüglich des Zusammenhangs zwischen Rauchen und Krebs sowie Gefäßerkrankungen zu einer Änderung unseres Verhaltens geführt haben. So wie es heute aussieht, wird es zumindest ebenso viele Jahrzehnte dauern, bis die Mehrzahl der Menschen unser Wissen über die Bedeutung der richtigen Ernährung in ihren Ernährungsplan integrieren wird.

ES LIEGT AN UNS

Wie bereits erwähnt, liegt es in unserer Hand, die Möglichkeiten zu nutzen, durch gesundheitsbewusste Lebensführung unsere Lebenserwartung und unsere Gesundheit zu erhöhen. Obwohl schwer wissenschaftlich exakt zu belegen, dürfte die Umsetzung der beschriebenen fünf L-Begriffe im Schnitt einen Zugewinn von fünf bis sieben Lebensjahren im Vergleich zu jenen bringen, die sich nicht an diese Empfehlungen halten. Dennoch hängt unsere Lebenserwartung zum größten Teil vom Ablauf des uns eigenen genetischen Programms ab. So korreliert das Lebensalter der Eltern mit jenem ihrer Kinder. Mit anderen Worten: Kinder von Eltern, die sehr alt geworden sind, haben eine höhere Chance, selbst alt zu werden. Für die Mehrzahl der Erkrankungen gibt es genetische Faktoren, die das Erkrankungsrisiko erhöhen. Ob es tatsächlich zur Erkrankung kommt, hängt aber auch von Umwelteinflüssen und unserem Lebensstil ab. An dieser Stelle sei noch einmal betont, dass die in diesem Buch vorgestellten Empfehlungen weder ein Rezept für nie enden wollende Gesundheit liefern, noch fabelhafte Heilungsversprechen darstellen können. Unsere Gesundheit garantieren kann in Wahrheit niemand, auch wenn viele dies vorgeben, um daraus Kapital zu schlagen.

Die genetische Veranlagung

Wir haben als Gesellschaft lange Zeit postuliert, dass jeder einzelne Mensch nicht nur beim Streben nach Gesundheit, sondern in allen Bereichen menschlicher Entwicklungsmöglichkeit jede Hürde überwinden und jedes Ziel erreichen kann, wenn er nur das Richtige tut und sich ausreichend dabei anstrengt. Es wäre ja schön, wenn dieses Postulat, dass alle alles erreichen können, wenn sie nur wollen und entsprechend unterstützt würden, der Wahrheit entspräche. Alle hätten die gleiche Möglichkeit, die gleichen Fähigkeiten zu erlangen. Das wäre so etwas wie ein von der Evolution bereit gestelltes allumfassendes Programm für Gerechtigkeit.

Leider ist das ein Wunschgedanke. Und bis zur totalen genetischen Programmierbarkeit von Menschen wird das auch so bleiben. Vorläufig werden nun einmal nur die allerwenigsten, von der Evolution besonders reich beschenkten Menschen die genetischen Voraussetzungen haben, um zum intellektuell talentierten, handwerklich geschickten, sozial kompetenten, musisch begabten oder körperlich fitten High-Performer werden zu können.

In der Einsicht, dass die Evolution Talente ungleich verteilt, steckt jedoch auch ein gewisser Trost. Intellektuell talentierte Menschen sind zumeist eben nicht auch noch handwerklich geschickt und musisch begabt und Supersportler. Sogar der scheinbar untalentierteste Mensch kann mit einiger Berechtigung davon ausgehen, dass doch irgendwo ein besonderes Talent in ihm steckt.

Zu glauben, wir können uns durch die richtigen Trainings- und Ausbildungsprogramme zu allem machen, was wir nur wollen, führt uns jedoch garantiert ins Unglück. Solcher Glaube ist genauso absurd wie die Annahme, jeder kleine weiße Junge ließe sich durch die richtigen Trainings- und Ausbildungsprogramme in ein kleines schwarzes Mädchen verwandeln.

Selbst Charaktereigenschaften und Intelligenz haben eine starke genetische Grundlage. Intelligenz lässt sich zwar bis zu einem gewissen Grad fördern, doch ein Mensch mit dem Intelligenzquotienten 110 wird auch durch ein noch so förderndes Umfeld und ein noch so hartes Training im besten Fall einen Quotienten von 120, jedoch nie von 150 erreichen.

Dieser genetische Bauplan, der in uns allen steckt, bestimmt auch, für welche Krankheiten wir anfällig sind. Derzeit sind etwa 350 Erbkrankheiten bekannt, denen veränderte (mutierte) Gene zugrunde liegen, die Eltern an ihre Kinder übertragen.

Nehmen wir zum Beispiel die Hämochromatose. Sie ist eine Erkrankung eines Gens, das den Eisengehalt im Körper regelt. Ist das Gen defekt (mutiert), kommt es zur überschüssigen Eisenaufnahme. Dadurch kann der Eisengehalt von den üblichen zwei bis sechs Gramm auf bis zu sechzig Gramm ansteigen, wodurch Leber, Bauchspeicheldrüse, Herz, Gelenke, Milz, Hirnanhangdrüse, Schilddrüse und Haut geschädigt werden. Wer an dieser Krankheit leidet, hat das ausschließlich seinen Genen zu verdanken.

Die Wissenschaft arbeitet daran, derartige Defekte zu korrigieren. Vor kurzem wurde eine neue Technologie entwickelt, mit der defekte Gene gezielt ausgeschnitten und durch ein gesundes Gen ersetzt werden können. Doch trotz dieses enormen Fortschritts müssen derartige Technologien noch weiter entwickelt werden, bevor sie im größeren Stil eingesetzt werden können. Somit gibt es derzeit noch kein Entkommen vor dem genetischen Programm, das uns vererbt wurde.

So lange das noch so ist, müssen wir mit diesem Punkt klarkommen, auch wenn wir das zu Recht nicht gerne hören. Denn die Ausstattung von Menschen mit sehr unterschiedlichen Erbfaktoren ist mit Sicherheit die größte Ungerechtigkeit, die die Natur uns aufbürdet.

Sie bestimmt nicht nur darüber mit, wie anfällig wir allgemein und speziell für bestimmte Krankheiten sind, sondern zum Beispiel auch darüber, wie weit wir in der gesellschaftlichen Rangordnung aufsteigen können. Das war schon immer so, bloß haben sich inzwischen die Kriterien verändert. Nicht mehr der Schnellste und Stärkste, der die meisten Tiere erlegen oder Feinde abwehren kann, wird zum Anführer, sondern gerade in unserer Zeit eher der mit den ausgeprägtesten technischen oder mathematischen Fähigkeiten und dem größten Talent für vernetztes Denken.

Ein solches genetisch programmiertes Persönlichkeitsprofil versetzt in die Lage, die digitale Revolution zu gestalten. Menschen mit diesen Fähigkeiten ziehen seit einer Weile aus allen Teilen der Welt ins Silicon Valley, um dort unsere Zukunft zu bestimmen. Jeder kann seine mathematischen Fähigkeiten und seine Gabe zum vernetzten Denken entwickeln, aber für einen Spitzenplatz im Silicon Valley wird es nur bei den Wenigsten reichen. Das muss noch nicht bedeuten, dass der Eine zufriedener wird als der Andere, aber Gerechtigkeit sieht anders aus.

Survival of the fittest war einmal

Was unsere genetisch angelegte Konstitution bezüglich Gesundheit betrifft, gibt es noch eine schlechte Nachricht. Ausgerechnet die moderne Medizin ist dabei, den evolutionären Prozess zu stoppen, der mit der Zeit Individuen mit defekten Genen ausmustert, weil sie in der Umwelt, in die sie hineingeboren wurden, nicht bestehen können.

Für die Menschheit galt wie für jede andere Spezies hunderttausende Jahre lang das Prinzip des Survival of the fittest, verwirklicht durch die besseren Möglichkeiten zur Fortpflanzung für die körperlich Starken und die geringen Überlebens- und Fortpflanzungsmöglichkeiten für die körperlich Schwachen und die Kranken.

Noch im Jahr 1900 starb jedes fünfte Kind in Wien vor dem fünften Lebensjahr an Infektionen. Wir hatten keine Möglichkeit, Kinder mit schwachem Immunsystem oder mit vererbten Krankheiten am Leben zu halten.

Diese natürliche Selektion fällt heute zum Glück weg, doch das hat, so grausam es auch klingen mag, eine Schattenseite. Denn natürliche Selektion bedeutet auch eine von der Evolution vorgenommene ständige Anpassung des Genpools an die Erfordernisse der Umwelt.

Was hier passiert, zeigt das Beispiel einer schweren genetisch bedingten kombinierten Immunmangelerkrankung mit dem komplizierten Namen Adenosindeaminase-Defizienz. Betroffene Kinder kommen ohne funktionierendes Abwehrsystem zur Welt, weil ihnen ein bestimmtes Enzym, eben die Adenosindeaminase, fehlt. Früher starben sie binnen weniger Monate.

Durch unser Wissen über diese Krankheit und die dadurch möglich gewordene rasche, konsequente und professionelle antibiotische und antivirale Behandlung hat sich einiges verändert.

Bisher wuchsen die an Adenosindeaminase-Defizienz erkrankten Kinder zum Teil in sterilen Zelten auf, wo sie ab einem gewissen Alter mit gesunden Stammzellen von Geschwistern oder gesunden Spendern behandelt wurden. Das funktionierte bei einem Teil der Kinder.

Der Fortschritt ermöglicht nun eine neue Behandlung, nämlich eine Gentherapie. In diesem Fall werden dem kranken Kind die eigenen Stammzellen entnommen und im Reagenzglas infiziert mit einem inaktivierten Virus, welches als Träger für das fehlende Gen für Adenosindeaminase fungiert. Diese modifizierten Stammzellen werden dem Kind mittels Infusion wieder zurückgegeben, wo sie sich vermehren und genügend Adenosindeaminase produzieren, um den Mangel wenigstens teilweise auszugleichen. Das ist ein wunderbarer Fortschritt der modernen Medizin. Die Patienten haben danach zwar noch immer kein ideal funktionierendes Immunsystem, das mit dem eines gesunden Menschen vergleichbar wäre, aber sie können nun ein einigermaßen normales Leben führen.

Welche Risiken derartige, noch in den ersten Entwicklungsphasen steckende Gentherapien bergen, zeigt das Beispiel ebenfalls. Weil mit dieser Methode nicht kontrolliert werden kann, wo genau in der Erbsubstanz das gesunde Gen eingefügt wird, kann es zu unerwünschten Situationen kommen. Wird das Gen für Adenosindeaminase an falscher Stelle in die Stammzellen eingesetzt, kann es zu gefährlichen Veränderungen in der Erbsubstanz kommen und daraus letztlich eine akute Leukämie entstehen. Tatsächlich entwickelten einige der jungen Patienten Leukämie.

Doch vor allem zeigt das Beispiel, wie moderne wissensbasierte Gesellschaften sich über Fehlentwicklungen der Natur hinwegsetzen, was Menschen mit Erbkrankheiten ungeahnte Möglichkeiten eröffnet. Die kürzlich erzielten Fortschritte auf dem Gebiet der Gentherapie und das oben angeführte vorerst noch unbefriedigende Beispiel machen deutlich, welche Möglichkeiten sich uns schon bald erschließen werden. Krankmachende Gene, die von Eltern auf ihre Kinder übertragen werden, können bereits in einem frühen Stadium, nämlich im Rahmen einer in vitro Fertilisation nach der Verschmelzung eines Spermas mit einer Eizelle, nachgewiesen werden. Liegt ein defektes Gen vor, so kann es im Labor aus dem Embryo herausgeschnitten und durch ein gesundes Gen ersetzt werden. Danach wird der so behandelte und geheilte Embryo in die Gebärmutter eingesetzt und von der Mutter als gesundes Kind in die Welt gesetzt[43].

Moraltheologen sehen diese Entwicklung äußerst kritisch, weil dadurch in die natürliche Schöpfung eingegriffen wird und der Mensch sich letztlich gottähnliche Allmacht aneignet. Weiter gedacht könnte dies ein Segen für die Menschheit sein. Viele Menschen könnten endlich von unsagbarem Leid, etwa angeborenen körperlichen Erkrankungen wie Down-Syndrom, Muskelerkrankungen, und körperlichen Missbildungen verschont werden.

Es könnten auch genetische Dispositionen für Krebs-, Herz-, Stoffwechsel- und psychische Erkrankungen von vornherein eliminiert werden und auf diese Weise zahllose Erkrankungen vermieden werden. Noch weiter gedacht, können dadurch bestimmte Persönlichkeitsmerkmale wie Körpergröße, Hautfarbe, Intelligenz und verschiedene Talente einem einzelnen Menschen auf den Lebensweg mitgegeben werden. Wir werden vor der Problematik stehen, dass Menschen geschaffen werden können, die für bestimmte Aufgaben besonders geeignet sind, für niedrige Dienstleistungen genauso wie für höchste intellektuelle Ansprüche.

Dass solche Technologien auch missbraucht werden können, versteht sich von selbst. Dies ist allerdings kein Spezifikum der Gentechnologie, sondern das Schicksal aller modernen Erfindungen, wie die Entwicklung von Dynamit, Feuerwaffen, Flugzeugen und Atomenergie zeigt, um nur einige zu nennen. Würden wir es schaffen, diese Technik nur für die Eliminierung von Krankheiten einzusetzen, so würde dies wohl die segensreichste Erfindung der Menschheit sein.

Die Bedeutung der Umwelteinflüsse

Neben den genetischen Dispositionen wirken auch Umwelteinflüsse auf unsere Gesundheit. Da gesundheitsschädliche Umwelteinflüsse per Definition von außen kommen, können wir uns ihnen im Gegensatz zu unseren Erbanlagen theoretisch entziehen. In der Praxis scheitert der Schutz gegen gefährliche Umweltbedingungen jedoch zumeist am mangelnden Wissen der Betroffenen um die Gefahren oder an den realen, zumal ökonomisch oder politisch bedingten Möglichkeiten, aus einem belasteten Gebiet einfach wegzuziehen.

Kinder etwa, die in der unmittelbaren Nähe von Hochspannungsleitungen leben, haben ein um vierzig Prozent höheres Risiko, an akuter lymphatischer Leukämie zu erkranken. Allerdings haben dieselben Wissenschaftler, die diesen Zusammenhang beschrieben haben, in einer späteren Untersuchung Zweifel gehegt, ob nicht andere Gründe als die Hochspannungsleitungen für diesen Zusammenhang verantwortlich sind[44].

Eindeutig belegt ist jedoch der Zusammenhang zwischen Luftverschmutzung und Lungenerkrankungen inklusive Krebs. In größeren chinesischen Städten ist die Wahrscheinlichkeit, an Lungenkrebs zu erkranken, aufgrund der Luftverschmutzung fast doppelt so hoch (445 pro 100.000) als in den ländlichen Gebieten (288.3 pro 100.000)[45] und viel höher im Vergleich zu europäischen Städten wie zum Beispiel in Berlin (74 pro 100.000)[46].

Die katastrophale Luftqualität in manchen Gegenden Chinas und das damit verbundene Krankheitsrisiko liegen zum Teil an der Energiegewinnung aus Kohle, die auch der amerikanische Präsident Donald Trump wieder forcieren will. Mit der Förderung fossiler Brennstoffe und der Energiegewinnung aus Kohle werden zwar vielleicht kurzfristig Arbeitsplätze in den USA und manchen osteuropäischen Ländern geschaffen. Dieser positive Effekt für die Wirtschaft wird jedoch konterkariert durch langfristig negative Effekte für die Gesundheit in Form eines stärkeren Krebsrisikos für die Arbeiter im Kohlekraftwerk im Speziellen und für die Bevölkerung im Allgemeinen.

Hier stoßen wir auf einen entscheidenden Fehler in der Logik unseres politischen Systems. Demokratisch für beschränkte Zeit gewählte Politiker neigen dazu, für den kurzfristigen Vorteil einer Maßnahme deren langfristige Nachteile in Kauf zu nehmen, in diesem Fall menschliches Leid und bedeutende Folgekosten für das Gesundheitssystem. Allerdings agieren die Repräsentanten der Gesellschaft nicht losgelöst von den Erwartungen ihrer Wähler, die einen zeitnahen Nutzen fordern und wissentlich oder unwissentlich langfristige Schäden ignorieren.

Nicht selten sind gesundheitsschädliche äußere Einflüsse weniger offensichtlich und machen sich erst nach langer Zeit bemerkbar, weshalb es in solchen Fällen auch nicht verwunderlich ist, dass die Wissenschaft das Wissen über die Zusammenhänge erst liefert, wenn es gleichsam zu spät ist. So hat es ungefähr hundert Jahre gedauert, bis Wissenschaftler Asbest als schädlich erkannten. Der Stoff, einst als Wunderfaser gefeiert, fand in feuerfester Kleidung, in Bremsscheiben, ebenso wie in der Wärmedämmung Einsatz. So wurden am 11. September 2001 bei der Attacke auf das Word Trade Center und den dadurch ausgelösten Brand hunderte Tonnen Asbest in die Atmosphäre frei gesetzt. Exponiert wurden beim Brand Feuerwehrleute, Polizisten, Sanitäter, Ärzte und andere Helfer und danach bei der Abtragung der Überreste und Beseitigung der Schäden die daran beteiligten Professionisten.

Heute wissen wir, dass die Einatmung von Asbestfasern mit einem stark erhöhten Risiko für eine seltene Krebserkrankung, dem Mesotheliom, verbunden ist. Es kann Jahrzehnte dauern, bis es zum folgenschweren Ausbruch eines Mesothelioms bei einem Teil der Exponierten kommt. Personen, die von einem Elternteil ein verändertes (mutiertes) Gen (BAP1) ererbt haben, weisen ein höheres Risiko auf, nach Asbest-Exposition ein Mesotheliom zu entwickeln[47].

Jahrzehnte hat es gedauert, bis die Gefährlichkeit von Asbest und Asbest-Abrieb für die Gesundheit erkannt wurde. Seit diese Zusammenhänge klar geworden sind, gibt es in vielen Staaten entsprechende Verordnungen zur gesonderten Entsorgung von Asbest.

Ein ähnliches, lange unerkanntes Risiko traf früher die Arbeiter in Marmorbergwerken. Beim Abschleifen des Marmors entstehen kleinste Quarzpartikel, welche in der Luft zirkulieren und eingeatmet werden. Über die Jahre kann dies einerseits zu einer Staublunge mit Verdichtung des Bindegewebes, welches zwischen den Lungenbläschen liegt, und zum Auftreten von Lungenfellkrebs führen. Heute besteht bei den Arbeitern in Marmorwerken Atemschutz-Pflicht.

Angesichts der intensiven und täglich voranschreitenden Krebsforschung kann es durchaus sein, dass wir in den kommenden Jahren und Jahrzehnten vermehrt Umstände, Materialien oder Gewohnheiten als krebserregend oder anderweitig gesundheitsschädlich erkennen, die uns heute noch vollkommen unverdächtig erscheinen.

Zu beachten sind auch Umwelteinflüsse, die wir Menschen gar nicht oder nur zum Teil zu verantworten haben. Zum Beispiel gibt es ernstzunehmende Hinweise, wonach in jenen Regionen der Erde, in denen es zu verstärkter Radon-Strahlung kommt, vermehrt Lungenkrebs auftritt. Denn Radon, ein chemisches Element, das im Boden eingelagert ist, ist radioaktiv.

An der japanischen Süd-West-Küste gibt es eine bestimmte Form von Leukämie, die durch das HTLV-1-Virus ausgelöst wird. In dieser Region erkranken mehr Menschen an Leukämie als in den übrigen Teilen Japans. Warum die Häufigkeit der Erkrankungen ausgerechnet in dieser Küstenregion so hoch ist und auf die Region beschränkt bleibt, liegt möglicherweise daran, dass HTLV-1 im Vergleich zum AIDS-Virus weniger effizient übertragen wird.

Leberkrebs ist eine weitere vorwiegend durch Viren induzierte Krankheit und findet sich in größerer Häufigkeit in Asien, wo es einen hohen Durchseuchungsgrad mit Hepatitis B- und C-Viren gibt.

Schließlich können verschiedene Infektionserkrankungen wie zum Beispiel die Bilharziose zu Krebserkrankungen führen. Bilharziose findet sich häufig im Nildelta in Ägypten, wo Schnecken die Larven von Saugwürmern freisetzen, die dann zum Beispiel beim Schwimmen in die Haut des Menschen eindringen und in verschiedene Organe wandern, wo sie unter anderem Blaseninfektionen und Blasenkrebs verursachen können.

Generell müssen wir Virusinfektionen zu jenen Risikofaktoren zählen, vor denen wir uns nur bedingt schützen können. Von den weltweit aktuell 13 Millionen neu an Krebs erkrankten Patienten jährlich sind nach unserem aktuellen Wissensstand etwa zwei Millionen auf chronische Infektionen zurückzuführen. Ich vermute aber, dass dieser Prozentsatz weiter steigen wird, je besser wir Infektionen nachweisen können.

Es gibt wahrscheinlich tausende verschiedene Viren, die wir heute noch nicht exakt identifizieren können. Dies zum Teil deshalb, weil sich Viren in der Erbsubstanz der Zellen, die sie befallen, verbergen. Sie schreiben sich in das Genom der Zelle ein und sind dort schwer nachweisbar.

Herpes-Viren verbleiben nach einer ersten Infektion ein Leben lang im Körper, verursachen aber üblicherweise keine Beschwerden, solange das Immunsystem der betroffenen Person sie kontrollieren kann. Bei Schwächung des Immunapparats jedoch, die bei manchen Menschen schon erfolgen kann, wenn sie an die Sonne gehen, kommt es zur klinisch relevanten Infektion, die sich unter anderem durch das Auftreten von Fieberblasen zeigt.

Zur Gruppe der Herpes-Viren gehören auch die sogenannten Epstein-Barr-Viren, die Verursacher der sogenannten Kissing-Disease, die vor allem unter Jugendlichen zu schweren klinischen Krankheitssymptomen wie Fieber, Müdigkeit und Halsschmerzen führen können, aber nach kurzer Zeit vom Immunsystem unter Kontrolle gebracht werden, was zur Abheilung der Symptome führt. Auch diese Viren bleiben ein Leben lang im Körper und können unter Umständen die Entstehung von Krebserkrankungen wie zum Beispiel bestimmte Formen von Lymphdrüsenkrebs befördern.

In Europa genauso verbreitet wie die Herpes-Viren sind die Papillom-Viren, die Gebärmutterhals-, Vaginal-, Penis- und Analkrebs sowie Krebs im Hals-Nasen-Ohren-Bereich auslösen können.

Heute gibt es Impfstoffe, die gegen die wichtigsten dieser Viren schützen, aber aufgrund der Vielzahl an Virenstämmen keinen absoluten Schutz bieten. Außerdem können sich die Viren verändern und neue Subtypen entwickeln, die durch unsere Impfungen nicht erfasst werden.

Gegen manche Viren, wie das AIDS-Virus, ist es bis heute nicht gelungen, einen wirksamen Impfstoff zu entwickeln, unter anderem weil sich das Virus sehr schnell in das Genom einschreiben und sich dort verstecken kann. Aus diesem Grund ist es umso wichtiger, die uns gegebenen Möglichkeiten der Gesundheitsoptimierung in vollem Umfang zu nutzen.

Dies gilt auch für Krankheiten, für die es eine genetische Veranlagung gibt, zum Beispiel Vorhofflimmern, Alzheimer und Herzmuskelerkrankungen. Trotz solcher Veranlagung können wir das Risiko, tatsächlich daran zu erkranken, durch adäquate Lebensführung verringern.

Die Fähigkeit, an uns selbst zu arbeiten, schlummert in uns allen. Es liegt an uns, diese Fähigkeit zu trainieren und zu fördern. Bedauerlicherweise braucht es meist erst einen gewissen Leidensdruck, damit wir die erforderlichen Änderungen in Angriff nehmen. Es wäre klüger, wenn wir unsere Lebensführung ändern, bevor uns die Beschwerden wachrütteln. Denn im Grunde verhält es sich mit unserer Gesundheit wie mit unserer Staatsverschuldung. Solange wir Defizite nicht wahrnehmen, tangiert uns die Bedrohung nicht wirklich. Erst wenn wir die Probleme am eigenen Leib erfahren, sind viele von uns imstande, ihre Kräfte zu mobilisieren.

Wenn wir uns von anderen Menschen fernhalten, warum auch immer, einen Job haben, der uns keinen Spaß macht, unsere geistigen Aktivitäten auf betäubende Fernsehabende reduzieren, unsere einzige sportliche Betätigung der Tritt aufs Gaspedal ist und wir wirklich keine Lust haben, uns jetzt auch noch mit unserem Essverhalten auseinanderzusetzen, dann übersteigt unsere persönliche »Staatsverschuldung« irgendwann die kritische Grenze. Das ist uns zu wenig bewusst.

Die leidigen Themen Rauchen und Alkohol

In Deutschland wird die Zahl der Todesfälle, die durch Rauchen bedingt sind, auf 140.000 pro Jahr geschätzt. In Österreich auf 14.000[48]. Wer raucht, produziert für die eigene Lunge eine Luftqualität, an die punkto Schadstoffkonzentration kein Industriegebiet in China herankommt. Das gilt auch für Passivrauchende in nicht ausreichend gelüfteten Räumen, somit nicht zuletzt auch für Kinder in einem Raucherhaushalt.

Die Rauchinhaltsstoffe führen zu einer chronischen Entzündung des Lungengewebes und damit nicht nur zu einer Erhöhung des Risikos für Lungenkrebs und für andere Lungenerkrankungen wie Emphysem, Bronchitis und Asthma, sondern auch, was weniger bekannt ist, zu häufigerem Auftreten von Nieren-, Blasen-, und Kehlkopfkrebs sowie zu einer Risikoerhöhung für Krebserkrankungen des Mund-, Nasen- und Rachenraums, von Speiseröhre, Leber, Bauchspeicheldrüse, des Blutes (Leukämie), sowie der Brust und des Gebärmutterhalses.

Zusätzlich kann Rauchen zu schweren Schäden in praktisch allen Gefäßen führen, was sich an einer erhöhten Rate an Herzinfarkten, Schlaganfällen sowie sogenannten Raucherbeinen zeigt.

Nichtrauchen ist kein L-Begriff. Nichtsdestotrotz sei hier für alle betont, die es noch immer nicht wahrhaben wollen: Das Nichtrauchen spielt für unsere Gesundheit eine mindestens ebenso bedeutende Rolle, wie lieben, laufen, lernen, lachen und leicht essen.

Ähnliches gilt für Alkoholkonsum, welcher in Europa nach dem Rauchen als der wichtigste Lebensstil-Risikofaktor für einen vorzeitigen Tod gilt. Beides, Rauchen und Alkoholkonsum, wird in diesem Buch nicht wie die L-Begriffe ausführlich behandelt, weil die Informationen darüber bereits weit verbreitet sind. Beim Rauchen hat die Gesellschaft mit Verboten, Geldstrafen und abschreckenden Botschaften auf Zigarettenpackungen bereits zum Äußersten gegriffen, das in einer demokratischen Gesellschaft möglich ist, um auf die Problematik aufmerksam zu machen. All diese Maßnahmen sind vor dem Hintergrund unserer medizinischen Erkenntnisse zurecht erfolgt.

Ähnliches gilt für Alkohol, der in größeren Mengen genossen wird. Chronischer Konsum von mehr als zwei Gläsern Wein pro Tag kann zu Entzündungen im Magen und der Bauchspeicheldrüse führen. Wie schon früher erwähnt, sind chronische Entzündungen ein Risikofaktor für Krebs. Dementsprechend ist Trinken von größeren Mengen Alkohol mit einer erhöhten Rate an Magen- und anderen Krebserkrankungen wie Mund-, Kehlkopf-, Rachen-, Speiseröhren-, Darm-, Bauchspeicheldrüsen- und Brustkrebs verbunden. Chronischer Alkoholkonsum kann zu Herzrhythmusstörungen, Herzschwäche und schwerer Bauchspeicheldrüsenentzündung führen.

Alkoholkonsum führt bei etwa acht Prozent unserer Mitmenschen zu einer echten Suchterkrankung. Die Kritikfähigkeit sinkt, das Gefühlsleben gerät außer Kontrolle, die Konzentration schwindet und das Gedächtnis lässt nach. Der intellektuelle Abbau kann bis zur Demenz fortschreiten.

Alkoholrausch und Alkoholsucht führen nicht nur zur Selbstgefährdung, sondern stellen auch ein beträchtliches Risiko für die Gesellschaft dar, was sich unter anderem durch die Alkohol-bedingten Autounfälle und dadurch verursachte Todesfälle illustrieren lässt.

Zu viel Alkohol schädigt Nervenzellen und lässt das Gehirn schrumpfen. Außerhalb von Gehirn und Rückenmark kann es zu Störungen der peripheren Nerven vor allem an den Beinen kommen, was zu Schmerzen, einem unangenehmen Kribbeln oder Muskelkrämpfen führen kann.

Die Frage der Eigenverantwortung

Durch die Vernachlässigung eines gesundheitsbewussten Lebensstils erwachsen uns nicht nur gesundheitliche, sondern auch wirtschaftliche Konsequenzen. Denn die Gesundheitsausgaben explodieren. Milliarden fließen in die Behandlung klassischer Zivilisationskrankheiten, die Menschen mit ihrem Lebensstil selbst verursachen. Es ist deshalb nur eine Frage der Zeit, bis eine Diskussion darüber entsteht, ob Menschen wirklich Geld von der Gemeinschaft für die Lösung von Problemen bekommen sollen, die sie aus Leichtsinn oder Disziplinlosigkeit selbst verschuldet haben.

Wir sind heute zum Beispiel aufgeklärt genug, um zu wissen, dass Rauchen schädlich ist. Raucher stehen auf dem Standpunkt, dass es ihr Problem ist, wenn sie das Risiko eingehen. Doch ist es das wirklich, ausschließlich?

Die Frage ist, ob die anderen Mitglieder der Gesellschaft für die Lungenkrebsbehandlung eines Rauchers aufkommen wollen.

Im Kern geht es dabei um das Solidaritätsprinzip, das wir wahrscheinlich alle befürworten. Wir sind für einander da, wenn jemand in Not gerät. Das funktioniert wunderbar, wenn jeder dazu seinen Beitrag leistet. Es fragt sich allerdings, ob dieser Beitrag nur im regelmäßigen Bezahlen von Gebühren oder auch darin bestehen sollte, die Gemeinschaft der Beitragszahlenden durch richtiges eigenes Verhalten vor Schaden zu bewahren.

Es geht dabei nicht nur um das Rauchen. Es stellt sich zum Beispiel die Frage, warum die Gesellschaft dafür aufkommen soll, wenn Menschen die Möglichkeit einer wirksamen Gesundheitsvorsorge wie zum Beispiel eine Grippeimpfung für sich nicht in Anspruch nehmen. Denn wir wissen, dass der Ausbruch einer Grippe-Epidemie durch breite Durchimpfung der Bevölkerung vermieden oder zumindest stark eingeschränkt werden kann. Die Vorteile eines umfassenden Grippe-Impfschutzes sind für die Geimpften, das Gesundheitssystem und die Gesellschaft leicht nachvollziehbar. Die Menschen würden durch die Impfung ihr Erkrankungsrisiko zumindest halbieren. Die Hälfte der Geimpften würde sich hohes Fieber, Schüttelfrost, Muskelschmerzen, Müdigkeit, Schwäche und nicht selten Krankenhausaufenthalte ersparen. Persönliches Leid wird drastisch reduziert oder gänzlich vermieden, die Menschen verbleiben in ihrem Familienverband, können ihrer Beschäftigung nachgehen, sind weiter produktiv, verursachen keine drastische Steigerung der Gesundheitsausgaben und können mit Genugtuung darauf hinweisen, dass sie zu jener Bevölkerungsgruppe zählen, die über Gesundheitsbelange umfassend informiert ist und gesundheitsfördernde Maßnahmen im Sinne einer aufgeklärten selbstbestimmten Lebensführung ergreift.

Ein Teil der Grippepatienten, vor allem ältere Personen, entwickeln schwere Komplikationen wie Herzrhythmusstörungen und Lungenentzündung. Einige dieser Betroffenen versterben daran. Mit anderen Worten: Die Grippeimpfung kann vor schweren Symptomen und Konsequenzen bewahren und Todesfälle verhindern. Für das Gesundheitssystem würde eine breite Durchimpfung bedeuten, dass die verfügbaren Ressourcen geplant eingesetzt werden können, und nicht notfallmäßig Kapazitäten, die für vereinbarte Behandlungen vorgesehen waren, umgeleitet werden müssen. Gangbetten könnten vermieden werden und geplante Aufnahmen müssten nicht storniert werden. Dass solche Notfallmaßnahmen auch kostenintensiv sind, liegt auf der Hand.

Für diese Problematik gibt es unzählige weitere Beispiele: Wie ist das mit Alkoholkonsum? Wie mit übermäßigem Sonnenbaden, etc.? Natürlich wollen wir das Selbstbestimmungsrecht jedes Einzelnen keineswegs schmälern, aber hier soll nochmals auf die Möglichkeiten einer gesünderen Lebensführung hingewiesen werden, deren Missachtung nicht nur Lebensqualität und Lebensjahre kostet, sondern auch beträchtlichen gesellschaftlichen Schaden verursachen kann. Nachdem es in aller Interesse ist, die immer höheren Kosten des Gesundheitssystems einzudämmen, können wir davon ausgehen, dass sich eine entsprechende Diskussion über die Finanzierung selbstverursachter Komplikationen entwickeln wird.

Die bisherigen Maßnahmen zur Eindämmung des Rauchens sind vor diesem Hintergrund sehr gut nachvollziehbar. Bisher ist jedoch der gewünschte Effekt noch nicht ausreichend zu erkennen. Ähnliche gesetzliche Maßnahmen sind bei anderen gesundheitsschädlichen Verhaltenswesen denkbar, aber deren Umsetzung in weiter Ferne, weil solche Regelungen die Freiheit des Individuums in vielfältiger Weise einschränken würden.

In diesem Licht sind auch die Maßnahmen des früheren New Yorker Bürgermeisters Michael Bloomberg und seines Nachfolgers Bill de Blasio zu sehen. Sie zogen gegen den Ausschank von kalorienreichen Softdrinks in fast einen Liter fassenden XXL-Bechern vor Gericht. Rechtliche Maßnahmen allein bewirken bestimmt nicht das notwendige Umdenken. Allerdings wurde in diesem Fall mit dem Gerichtsprozess auch auf die Bewusstseinsbildung bei weiten Teilen der Bevölkerung abgezielt. Der Prozess ist durch die Medien gegangen und wurde öffentlich diskutiert.

Vordringlich scheint mir, den Informationsstand der Gesellschaft bezüglich der Chancen und Möglichkeiten, gesund zu bleiben, zu erhöhen und die Bevölkerung zu den erforderlichen Maßnahmen zu motivieren.

Die wirtschaftlichen Konsequenzen eines ungesunden Lebensstils könnten für jene, die ihn pflegen, von einer anderen Seite kommen, und zwar von der wachsenden Datenflut. Mit Daten zum Beispiel über unser Konsum- und Freizeitverhalten sowie über unseren körperlichen Zustand können Krankenversicherungen theoretisch ihre Kosten von unserem Lebensstil abhängig machen. Wer raucht oder zu schwer und zu viel isst, zahlt dann eben höhere Beiträge. Ein Bereich, in dem sich mit dem Fortschreiten der digitalen Revolution noch ungeahnte Möglichkeiten auftun werden.

Der Staat hat ähnliche Eingriffsmöglichkeiten insbesondere über eine höhere Besteuerung zum Beispiel. von stark zuckerhaltigen Soft-Drinks zur Prävention gegen Adipositas.

Intelligente Sammlung und Verwertung von Daten werden es wohl in nicht allzu ferner Zukunft ermöglichen, eine adäquate Besteuerung von ungesunden Verhaltensweisen je nach Risiko und Folgekosten einer Erkrankung zu errechnen. Die Idee, das Bonusstufen-System bei den KFZ-Versicherungen auf den Bereich der Krankenversicherung zu übertragen, liegt nahe. Gesundheitsbewusst lebende Menschen, die offiziellen Empfehlungen zum Beispiel zu einer Impfung bei Heranrollen einer Grippewelle oder zu regelmäßigen Vorsorgeuntersuchungen Folge leisten, könnten dafür automatisierbare Vergünstigungen erhalten, zum Beispiel einen finanziellen Bonus, der sich anhand der Einsparungen, welche die Befolgung der Empfehlungen gebracht hat, fair berechnen ließe.

Dieser Themenkomplex könnte in absehbarer Zukunft für vermehrten gesellschaftspolitischen Konfliktstoff sorgen.

Die alten Werte

Wir leben in einer Gesellschaft, in der die Politik die Balance zwischen der Freiheit des Individuums und den Interessen der Gemeinschaft halten muss. Gerade im höchstpersönlichen Bereich der Gesundheit ist dieser Balanceakt besonders schwierig zu vollziehen. Dabei kommt die Politik nicht umhin, unerwünschte Verhaltensweisen mit wirtschaftlichen Sanktionen zu ahnden und sogar Verbote wie das Rauchverbot zu erteilen. Um die politische Balance halten zu können, erscheint es umso wichtiger, eine dritte Ebene der politischen

Steuerung besonders zu forcieren: Die Bewusstseinsbildung. Es wird in Zukunft noch viel stärker als bisher zur politischen Aufgabe werden, die Vorteile eines gesunden und erfüllten Lebens hervorzuheben und entsprechendes Wissen in der Bevölkerung zu verbreiten.

Obwohl der Nutzen von körperlicher Aktivität und leichterem Essen auf der Hand liegen, haben sich entsprechende Verhaltensweisen nicht wirklich in das Bewusstsein und den Alltag vieler Menschen eingeschrieben.

Dass leichtes Essen besser ist als jeden Tag Fleisch mit Pommes frites und fetter Sauce, hat sich bereits einigermaßen herumgesprochen, zumindest in den höheren sozioökonomischen Schichten. Doch dass zu viel zu essen vom Gesundheitsrisiko her mit dem Rauchen vergleichbar ist, haben noch die Wenigsten realisiert.

Bewusstseinsbildung hat sehr viel mit Marketing zu tun. Die Information, Laufen würde helfen, gegen Krebs vorzubeugen, klingt elterlich mahnend. Es geht wohl darum, die implizite Drohung mit dem Krebs in den Hintergrund rücken zu lassen und stattdessen vor allem die Lust an unserer Gesundheit massenwirksam zu vermitteln.

Tatsächlich ist es auch die Lust, die Menschen zur Bewegung treibt. Die wenigsten Menschen betreiben Sport, weil sie gesund sein wollen. Das ist allenfalls ein angenehmer Nebeneffekt. Das uneingestandene Hauptmotiv der meisten Sportbetreibenden ist: Sie wollen ihren Körper attraktiver machen, dem körperbewussten Trend unserer Zeit folgen und sich in ihrem Körper wohlfühlen. Das sind die Motive, die auch die Bewusstseinsbildung ansprechen sollte, um die Gesundheit der Bevölkerung effektiver beeinflussen zu können und die Menschen vom gesundheitsschädlichen Platz vor dem Fernseher wegzulocken. Diskussionen über Fragen des Lebensstils sind von Natur aus schwierig zu führen. Nichtraucher verstehen nicht, warum so viele Menschen angesichts des hohen Lungenkrebsrisikos weiter rauchen. Aber Nichtraucher reflektieren zumeist nicht, dass es nicht das Lungenkrebsrisiko war, das sie zum Nichtraucher werden ließ.

Dazu kommt, dass in unserer Welt viele Interessen miteinander verwoben sind. Die Lebensmittelindustrie erzielt Milliardenumsätze mit verarbeiteter, schnell verfügbarer Nahrung, etwa Keksen und Schokolade. Die Information, dass derlei erwiesenermaßen ungesund ist, versteht die Industrie mit ihren Kommunikationsmöglichkeiten gekonnt zu relativieren, indem sie uns die kleinen Sünden schmackhaft macht.

Dass sich die kleinen alsbald zu einer großen Sünde summieren, hält der Industrie niemand vor. Und wenn doch, wird mit den vielen Arbeitsplätzen in der Lebensmittelverarbeitung dagegengehalten. Auch hier stoßen wir also auf die Notwendigkeit des politischen Balanceakts. Nichtsdestotrotz sollte es unser Anliegen sein, die Balance der Kräfte zugunsten der Gesundheit zu verändern. Verarbeitete Lebensmittel könnten weit weniger ungesund sein.

Und dann sind da noch immer unsere geistigen und körperlichen Trägheitsmomente, die uns anfällig für jedes auch nur einigermaßen plausible Gegenargument zum gesunden Leben machen. Wir müssen uns dessen bewusst sein, dass der

Hang, sich einen Couch-Potato-Abend zu gönnen, und das jeden Abend, in uns sehr ausgeprägt ist. Zu der in uns angelegten Trägheit kommen in unserer schnelllebigen und fordernden Gesellschaft körperliche und geistige Erschöpfung, alles Faktoren, die uns auf der Couch landen lassen. Daher geht es bei der Bildung von Bewusstsein wohl auch darum, die Menschen nicht zu verurteilen oder gar zu stigmatisieren, sondern zu motivieren, den alltäglichen Fallen für unsere Gesundheit auszuweichen. In diesem Sinne: Ein Work-out am Heimtrainer ist besser als Fernsehen auf der Couch.

Dass Lieben, Lernen und Lachen ebenfalls konkrete Vorteile für unsere Gesundheit haben, erscheint manchen noch eine fragwürdige esoterische Botschaft zu sein. Gerade in diesen drei Bereichen sehe ich jedoch das größte Potential für eine Entwicklung des kollektiven Bewusstseins, zumal insbesondere beim Lieben und Lachen die Lust nahe liegt.

Die fünf Dinge, die einen gesunden Lebensstil ausmachen, sind im Grunde Lebenseinstellungen, Prinzipien, an denen wir unseren Alltag ausrichten können. Lieben, lachen, lernen, laufen und leicht essen, all das fordert nichts Unmögliches von uns. Niemand muss es auch nur in einem Bereich zur Meisterschaft bringen.

Die fünf Elemente eines gesunden Lebensstils entsprechen Weisheiten, die vor ein paar Generationen noch die Großväter und Großmütter an die Väter und die Mütter und diese wiederum an ihre Kinder weiter gegeben haben. Den Wahrheitsgehalt dieser Weisheiten kann die Wissenschaft zunehmend bestätigen.

Vor allem bei den so wichtigen Dingen wie Lieben und Lachen geht es um eine Renaissance von zeitlosen Werten. Wir müssen von der erhöhten Ego-Zentrierung abkommen und uns von der Ich-AG wieder zu einer Wir-Gesellschaft entwickeln. Wir müssen uns daran erinnern, dass es zu unserem eigenen Wohlbefinden beiträgt, einander zu helfen, einander etwas zu geben, und dass das Wertvollste, was wir geben können, Zeit ist.

Es ginge also darum, unseren eigenen Lebensstil im Lichte der alten Lebensweisheiten zu betrachten und sich in dem einen oder anderen Punkt mit etwas Anstrengung ein wenig zu verändern. Der Lohn für eine entsprechende Verhaltensänderung ist eine bewusstere Lebensführung, mehr Liebe, Erfüllung, Fitness, ein attraktiveres Äußeres, mehr Gesundheit und ein Mehr an Lebensjahren.

Ich hoffe sehr, Sie mit diesem durch wissenschaftliche Erkenntnisse garantierten Lohn locken zu können.

Alles Weitere liegt an Ihnen.

LITERATUR

1. Statistik Austria (2015) Prognose der Entwicklung von Krebserkrankungen in Österreich bis 2030 auf Basis der Daten des Österreichischen Krebsregisters, der Todesursachenstatistik und der Prognose der Bevölkerungsentwicklung aus dem Jahr 2013.

2. Stout C, Morrow J, Brandt Jr. EN, Wolf S (1964) Unusually Low Incidence of Death from Myocardial Infarction: Study of an Italian American Community in Pennsylvania. JAMA 188 (10): 845-849.

3. Egolf B, Lasker L, Wolf S, Potvin L (1992) The Roseto Effect: A 50-Year Comparison of Mortality Rates. American Journal of Public Health 82 (8): 1089-1092.

4. Grant, Hamer and Steptoe (2009) Social Isolation and Stress-related Cardiovascular, Lipid, and Cortisol Responses. Ann. Beh. Med. 37: 29-37.

5. MacDonald G, Leary MR (2005) Why Does Social Exclusion Hurt? The Relationship Between Social and Physical Pain. Psychological Bulletin 131 (2): 202-223.

6. Holt-Lunstad J et al. (2015) Loneliness and Social Isolation as Risk Factors for Mortality: A Meta-Analytic Review. Perspectives on Psychological Science 10 (2): 227-237.

7. Warren JR, Marshall B (1983) Unidentified curved bacilli on gastric epithelium in active chronic gastritis. Lancet 321 (8336): 1273-1275.

8. Raymo JM (2015) Living alone in Japan: Relationships with happiness and health. Demographic Research 32 (46): 1267-1298.

9. Eurostat, Europäische Union (2017) Schlüsseldaten über Europa, Ausgabe 2016. Bietlot Verlag, Belgien.

10. Kaplan RM, Kronick RG (2006) Marital status and longevity in the United States population. J Epidemiol. Community Health. 60 (9): 760-765.

11. Giles GG, Severi G, English DR, McCredie MRE, Borland R, Boyle P, Hopper JL (2003) Sexual factors and prostate cancer. BJU International 92: 211-216.

12. Ebrahim S, May M, Ben Shlomo Y, McCarron P, Frankel S, Yarnell J, Davey Smith G (2002) Sexual intercourse and risk of ischaemic stroke and coronary heart disease: the Caerphilly study. J Epidemiol Community Health 56: 99-102.

13. Lowen A (1988) Love, sex, and your heart. Third Publication by Bioenergetics Press 2004, Alachua, Florida, USA.

14. Moskowitz RC (1992) Your healing mind. Avon Books, New York, 1993.

15. Ariel R, Witztum E (1998) Treatment of Men with Paraphilia with a Long-Acting Analogue of Gonadotropin-Releasing Hormone. N Engl J Med; 338: 416-422.

16. Harlow HF (1958) The nature of love. American Psychologist 13 (12): 673-685.

17. Cohen S (2005) Keynote presentation at the Eight International Congress of Behavioral Medicine: The Pittsburgh common cold studies: psychological predictors of susceptibility to respiratory infectious illness. Int J Beh Med 12 (3): 123-131.

18. Allen K (2003) Are Pets a Healthy Pleasure? The Influence of Pets on Blood Pressure. Current Directions in Psychological Science 12 (6): 236-239.

19. McNicholas J, Collis GM (2000) Dogs as catalysts for social interactions: Robustness of the effect. British Journal of Psychology 91 (1):

61-70.

20. Hesselmar B, Åberg N, Åberg B, Eriksson B, Björkstén B (1999) Does early exposure to cat or dog protect against later allergy development? Clinical & Experimental Allergy 29 (5): 611-617.

21. Miller M, Fry WF (2009) The effect of mirthful laughter on the human cardiovascular system. Med Hypotheses 73 (5): 636-639.

22. Tan SA, Tan LG, Lukman ST, Berk LS (2007) Humor, as an adjunct therapy in cardiac rehabilitation, attenuates catecholamines and myocardial infarction recurrence. Adv Mind Body Med.; 22 (3-4): 8-12.

23. Anonymus, Warum Lachen gesund und glücklich macht, Welt n24, https://www.welt.de/wissenschaft/article876622/Warum-Lachen-gesund-und-gluecklich-macht.html, Zugriff: 10.08.2017

24. Moskowitz JT, Carrico AW, Duncan LG, Cohn MA, Cheung EO, Batchelder A, Martinez L, Segawa E, Acree M, Folkman S (2017) Randomized controlled trial of a positive affect intervention for people newly diagnosed with HIV. J Consult Clin Psychol 85 (5): 409-423.

25. Chaudhary U, Xia B, Silvoni S, Cohen LG, Birbaumer N (2017) Brain-Computer Interface-Based Communication in the Completely Locked-in State. PLoS Biol 15 (1): e1002593.

26. Watzlawick P (1983) Anleitung zum Unglücklich sein. 19. Auflage 2011, Piper Verlag, München, Deutschland.

27. Leipold P (2012) Lebenslanges Lernen und Bildung im Alter. 9. Auflage, Kohlhamm Verlag, Stuttgart, Deutschland.

28. Edwards L (2010) Study suggests reliance on GPS may reduce hippocampus function as we age, Neuroscience, zitiert in Medical Press, https://medicalxpress.com/news/2010-11-reliance-gps-hippocampus-function-age.html, Zugriff: 10.08.2017

29. Anonymus, Gesundheit in Ost und West, Deutschland ist endlich vereint, ntv, http://www.n-tv.de/wissen/Deutschland-ist-endlich-vereint-article1001661.html, Zugriff: 10.08.2017

30. Wilson RS, Scherr PA, Schneider JA, Tang Y, Bennett DA (2007) Relation of cognitive activity to risk of developing Alzheimer disease. Neurology 69 (20): 1911-1920.

31. Cellan-Jones R (2014) Stephen Hawking warns artificial intelligence could end mankind, http://www.bbc.com/news/technology-30290540, Zugriff: 10.08.2017

32. Calvin CM, Deary IJ, Fenton C, Roberts BA, Der G, Leckenby N, Batty GD (2011) Intelligence in youth and all-cause-mortality: systematic review with meta-analysis. Int J Epidemiol. 40 (3): 626-644.

33. Dimeo F, Schwartz S, Fietz T, Wanjura T, Böning D, Thiel E (2003) Effects of endurance training on the physical performance of patients with hematological malignancies during chemotherapy. Support Care Cancer 11 (10) 623-628.

34. Moore SC, Lee IM, Weiderpass E, Campbell PT, Sampson JN, Kitahara CM, Keadle SK, Arem H, Berrington de Gonzalez A, Hartge P, Adami HO, Blair CK, Borch KB, Boyd E, Check DP, Fournier A, Freedman ND, Gunter M, Johannson M, Khaw KT, Linet MS, Orsini N, Park Y, Riboli E, Robien K, Schairer C, Sesso H, Spriggs M, Van Dusen R, Wolk A, Matthews CE, Patel AV (2016) Association of Leisure-Time Physical Activity With Risk of 26 Types of Cancer in 1.44 Million Adults. JAMA Intern Med. 176 (6): 816-825.

35. Moore SC, Patel AV, Matthews CE, Berrington de Gonzalez A, Park Y, Katki HA, Linet MS, Weiderpass E, Visvanathan K, Helzlsouer KJ, Thun M, Gapstur SM, Hartge P, Lee I (2012) Leisure Time Physical Activity of Moderate to Vigorous Intensity and Mortality: A Large Pooled Cohort Analysis. PLoS Med. 9 (11): e1001335.

36. Stroth S, Reinhardt RK, Thöne J, Hille K, Schneider M, Härtel S, Weidemann W, Bös K, Spitzer M (2010) Impact of aerobic exercise training on cognitive functions and affect associated to the COMT polymorphism in young adults. Neurobiol Learn Mem. 94 (3): 364-372.

37. Wollseiffen P, Ghadiri A, Scholz A, Strüder HK, Herpers R, Peters T, Schneider S (2016) Short Bouts of Intensive Exercise During the Workday Have a Positive Effect on Neuro-cognitive Performance. Stress Health 32 (5): 514-523.

38. Aune D, Keum N, Giovannucci E, Fadnes LT, Boffetta P, Greenwood DC, Tonstad S, Vatten LJ, Riboli E, Norat T (2016) Nut consumption and risk of cardiovascular disease, total cancer, all-cause and cause-specific mortality: a systematic review and dose-response meta-analysis of prospective studies. BMC Med. 14 (1): 207.

39. Greger M, Stone G (2015) How Not To Die: Discover the Foods Scientifically Proven to Prevent and Reverse Disease. Flatiron Boods, New York, USA.

40. Opie RS, Itsiopoulos C, Parletta N, Sanchez-Villegas A, Akbaraly TN, Ruusunen A, Jacka FN (2017) Dietary recommendations for the prevention of depression. Nutr Neurosci. 20 (3): 161-171.

41. Marinac CR, Nelson SH, Breen CI, Hartman SJ, Natarajan L, Pierce JP, Flatt SW, Sears DD, Patterson RE (2016) Prolonged Nightly fasting and Breast Cancer Prognosis. JAMA Oncol 2 (8): 1049-1055.

42. Guercio BJ, Sato K, Niedzwiecki D, Ye X, Saltz LB, Mayer RJ, Mowat RB, Whittom R, Hantel A, Benson A, Atienza D, Messino M, Kindler H, Venook A, Hu FB, Ogino S, Wu K, Willett WC, Giovannucci EL, Meyerhardt JA, Fuchs CS (2015) Coffee Intake, Recurrence, and Mortality in Stage III Colon Cancer: Results from CALGB89803 (Alliance). J Clin Oncol 33 (31): 3598-3607.

43. Connor St (2017) Rewriting Life. First Human Embryos Edited in U.S. MIT Technology Reviews 2017

44. Sohrabi MR, Tarjoman T, Abadi A, Yavari P (2010) Living near overhead high voltage transmission power lines as a risk factor for childhood acute lymphoblastic leukemia: a case-control study. Asian Pac J Cancer Prev. 11 (2): 423-427.

45. Chen W, Zheng R, Baade PD, Zhang S, Zeng H, Bray F, Jemal A, Yu XQ, He J (2016) Cancer statistics in China, 2015. CA Cancer J Clin. 66 (2): 115-132.

46. Gemeinsames Krebsregister der Länder Berlin, Brandenburg, Mecklenburg-Vorpommern, Sachsen-Anhalt und der Freistaaten Sachsen und Thüringen (2007) https://www.berlin.de/gkr/_assets/lungenkrebs.pdf, Zugriff: 10.08.2017.

47. Testa JR, Cheung M, Pei J, Below JE, Tan Y, Sementino E, Cox NJ, Dogan AU, Pass HI, Trusa S, Hesdorffer M, Nasu M, Powers A, Rivera Z, Comertpay S, Tanji M, Gaudino G, Yang H, Carbone M (2011) Germline BAP1 mutations predispose to malignant mesothelioma. Nat Genet. 43 (10): 1022-1025.

48. https://www.gesundheit.gv.at/krankheiten/sucht/nikotinsucht/rauchen, Zugriff: 10.08.2017

JOHANNES HUBER

DER HOLISTISCHE MENSCH

Wir sind mehr
als die Summe
unserer Organe

edition a

Johannes Huber
Der holistische Mensch

Unser altes Menschenbild hält der Forschung nicht mehr stand. Wir müssen mehr sein als eine biologische Maschine mit klar definierten Aufgaben für jeden Körperteil. Denn fast im Wochentakt weisen neue Studien darauf hin, dass Körper, Geist und Seele ein komplexes System bilden, das mit anderen komplexen Systemen interagiert. Wie könnte es sonst sein, dass wir mit unserem Verhalten unsere Nachkommen prägen, auch wenn die noch gar nicht geboren sind? Oder dass ein starkes Immunsystem unsere Kontaktfreudigkeit steigert?

Ein neues Menschenbild entsteht, und es stellt vieles von dem, das wir über Gesundheit, Glück und Gott zu wissen glaubten, auf den Kopf. Immer am Boden des Rationalen bleibend erklärt der renommierte Arzt Prof. DDr. Johannes Huber, warum es in diesem Menschenbild weder Schicksal noch Zukunft gibt, warum etwas von uns schon vor unserer Geburt da war und nach unserer Geburt noch da sein wird, warum Heilung aus ganz anderen Quellen kommen kann, als wir glauben, und warum die Bibel auch wissenschaftlich betrachtet Recht hat, wenn sie sagt: Am Anfang war das Wort.

ISBN 978-3-99001-230-7
240 Seiten, EUR 21,90